临床急症诊断与治疗实践

冯步山　刘大林　张祖彦　主编

汕頭大學出版社

图书在版编目（CIP）数据

临床急症诊断与治疗实践 / 冯步山，刘大林，张祖
彦主编．-- 汕头：汕头大学出版社，2022.10
ISBN 978-7-5658-4853-7

Ⅰ．①临… Ⅱ．①冯… ②刘… ③张… Ⅲ．①急性病
—诊疗 Ⅳ．① R459.7

中国版本图书馆 CIP 数据核字（2022）第 212588 号

临床急症诊断与治疗实践

LINCHUANG JIZHENG ZHENDUAN YU ZHILIAO SHIJIAN

主　　编：冯步山　刘大林　张祖彦
责任编辑：黄洁玲
责任技编：黄东生
封面设计：中图时代
出版发行：汕头大学出版社
　　　　　广东省汕头市大学路 243 号汕头大学校园内　邮政编码：515063
电　　话：0754-82904613
印　　刷：廊坊市海涛印刷有限公司
开　　本：710mm×1000mm　1/16
印　　张：7
字　　数：120 千字
版　　次：2022 年 10 月第 1 版
印　　次：2023 年 3 月第 1 次印刷
定　　价：88.00 元
ISBN 978-7-5658-4853-7

前　言

急诊医学是临床医学领域中一门独立的年轻学科，也可以称为交叉学科，与传统的临床学科有着密切联系，又各有分工。

急诊科是整个医院的前沿阵地，是抢救急危重症患者的第一站。急诊科的工作是医院总体工作的缩影，直接反映了医院的急救医疗、护理工作质量和人员素质水平。因此，要求急诊科人员素质高、责任心强、技术精湛，同样要求房屋建设达标，仪器设备、人员配备以及辅助部门齐全等。

本书介绍了临床常见急症的处理。全书共分五章，具体内容包括：第一章院前急救；第二章急诊常见症状的救治；第三章心血管系统急症；第四章呼吸系统急症；第五章消化系统急症。

由于编者水平所限，书中难免存在缺点和不足，恳请同行专家及广大读者予以批评指正，以便再版修改补充。

编　者

2022 年 3 月

目　录

第一章　院前急救

第一节　概　述

一、我国院前急救概况

（一）院前急救的概念

院前急救也称为初级急救，是指对危重伤病员从现场到医院之前的就地抢救、维持基础生命体征，并安全快速地监护运送至医院的医疗急救过程。院前急救水平在一定程度上决定危重伤病员抢救的成功率，同时反映了国家对急救工作的重视程度。

随着社会的发展及公民健康意识的提高，院前急救现已进入快速发展阶段。院前急救系统包括通讯、医疗、运输以及急救网络，挽救生命、稳定伤情、减少痛苦、减轻伤残和迅速转运是救治的基本原则。院前急救是急诊医疗服务体系中最初和重要的一环。急诊医疗服务体系是一个包括院前急救机构、医院急诊科（室）和急诊重症监护病房或专科病房在内的、完整的现代化医疗系统，它们既各具独立职责和任务，又相互紧密联系，构成一个科学、高效、严密的组织和统一指挥的紧急救治网络。

（二）我国院前急救的起源与发展

我国院前急救组织创建于 20 世纪 50 年代，当时政府以按行政区域发展卫生事业思想为指导，建立了医疗、预防和保健的卫生网络，同时也设立了城市院外救护专业机构，并明确规定以院前急救为服务目标。但直到 20 世纪 70 年代末，绝大多数急救站仍处于低资源、少设备、缺医护人员和组织功能不健全的发展阶段，或仅处于转运患者阶段。

20 世纪 80 年代初，北京、重庆、杭州等城市相继建立了城市急救中心，这些地区急救工作的效能有所提高。卫生部门也通过扩大和整顿各医院急诊科（室）等措施，使医院的院前急救工作在原来基础上得到相应的改善。1987 年成立的中华医学会急诊医学分会院前急救专业学组，对我国院前急救的规范化发展做了不断的探索与实践，在一些有条件的城市陆续组建了现代化的医疗急救中心（站），进一步完善了急救网络，规定了全国统一急救电话号码为"120"，院前急救专业得到了快速发展。2011 年 12 月，中华医学会灾难医学分会在上海正式成立，院前急救专业与灾难医学学科的紧密配合标志着我国的院前急救医疗水平从此进入了一个新阶段。

二、院前急救的发展模式

在我国，院前急救网络目前还没有形成一个统一、完整的组织模式。一些主要的大、中城市，已经形成指挥灵活、行动迅速、救治有效的区域性急救网络系统。单就院前急救网络而言，目前国内不外乎以下两种组织形式：一种是独立型院前急救网络，即由当地急救中心直接管辖的分中心或分站组成的完全独立的院前急救网络；另一种是指挥调度型院前急救网络，是由当地急救中心统一调度，指挥加盟到网络内的各片区的医院就近出诊的院前急救网络。

三、院前急救的工作特点

（一）社会性及随机性强

院前急救活动反映了一个国家或地区的危机处理能力和医学救援水平，涉及社会各方面，超出了纯粹的医学领域，尤其在突发事件及灾难救援时具有很强的社会性。院前患者的病种多样化，重大事件或灾难的发生更具有随机性。

（二）急救事件发生紧迫

急症患者病情紧急、危重，一旦发出呼救，急救必须充分体现"时间就是生命"的原则，进行紧急、有效的处理。突发性灾难事故发生后，不论是伤员还是家属，呼救心情都十分紧迫，因此要求救护人员常备不懈，保持车辆完好状态，做到随叫随出。

（三）急诊病种复杂多样

院前急救涉及的疾病谱广，病情轻重差异大、变化快。这就要求急救人员掌握全科的知识和技能，在较短时间内对患者的病情做出检伤分类，进行初步筛选、诊断，并对危及生命的主要病情给予快速、有效的初步处理，这是院前急救十分重要的特点。

（四）急救工作流动性大

院前急救一般在本地区域进行，有时需要跨区增援。急救工作流动性大主要体现在救护地点可以分散在区域内每个角落，患者流向可以是区域内的综合性医院，也可能会超越行政区域分管的范围。

（五）急救现场条件较差

院前急救的现场条件一般较差，在光线暗淡、空间较小的家中，或拥挤的马路上，甚至存在出现突发事件的可能性。急救人员、设备仪器常受限制，转运时因车辆的震动、颠簸和噪声使诊疗工作难以进行，这就要求急救人员在急救基本功基础上要有更娴熟的技能。

（六）急救人员素质要求高

因患者病情危急及救护工作劳动强度大，院前急救要求急救人员既要有良好的专业素质，又要有良好的身体和心理素质。

（七）现场救治对症为主

院前急救因时间紧迫和医疗条件简陋，要明确诊断、根本治疗非常困难。因此院前急救的主要任务是对症急救，针对生命指征存在的问题，进行尤其是心肺脑复苏以及对外伤的止血、包扎、固定和搬运等，使患者得以初步救生。

第二节　　院前急救的任务

院前急救有广义和狭义之分。广义的院前急救是伤病员在发病或受伤时，由医护人员或目击者对其进行必要的急救，以维持其基本生命体征和减轻痛苦的医疗行为的总称。狭义的院前急救则是指由通信、运输和医疗基本要素所构成的专业医疗机构在患者到达医院前所实施的现场救治和途中监护的医疗行为。二者的主要区别在于是否有公众的参与。

一、院前急救的特点

院前急救的特点是"急"，其实质是患者发病急、需求急，医护人员抢救处置急。尤其重视发病后的十分钟首诊处理，即"生命白金十分钟"，以及一小时内急救，即"生命黄金一小时"。院前急救的特点：一是病种广泛而复杂，有关资料表明院前急救中以心脑血管急症和创伤最多。春季以心脑血管疾病为多，冬季以呼吸道急症为多；交通事故创伤以夜间为多，昏迷为院前急救常见病症。二是院前急救的现场情况复杂多变，可在工厂、机关、学校、山区、农村、家庭等处发生。三是院前急救的时间无规律，急危重症的发生无时间规律，故担任院前急救的医护、勤杂人员应 24 小时坚守岗位并处于待命状态。

院前急救的原则：一是救命为先、治病为后，它适用于处理疾病或创伤的急性阶段，而不是治疗疾病的全过程；二是在处理成批伤病员或灾害性事故中，首先要做准确的检伤分类，给予相应急救处理。

二、院前急救的任务

(一) 院前急救医疗和医院间转运

院前急救医疗不是一般的出诊，而是采用先进的现代装备和技术，迅速到达现场，施行综合救治措施。呼救患者一般分两种类型：①短时间内有生命危险的患者，称为危重或急救患者。如心肌梗死、肺动脉栓塞、窒息、休克等患者，此类患者占呼救患者的 10%～15%，其中 5% 以下患者特别危重，必须进行现场心肺复苏抢救。救治目的是挽救患者生命或维持其生命体征。②病情紧急但短时间内尚无生命危险的患者，称为急诊患者。如骨折、急腹症、重症哮喘等，此类患者占呼救患者的 85%～90%，现场处理的目的是稳定病情、减轻患者在运送过程中的痛苦和避免并发症的发生。

在维持患者生命体征基本稳定、患方了解病情的前提下，如病情严重或专科治疗需医院间转运，应尽可能在有效医疗沟通后进行医院间转运。

（二）突发公共卫生事件的指挥、组织和紧急救援

院前急救系统是联络急救中心（站）、医院和上级行政部门的信息枢纽。为了有效地预防、及时地控制和消除未来突发公共卫生事件的危害，保障公众的身体健康与生命安全，维护正常的社会秩序，2003 年 5 月国务院颁布了《突发公共卫生事件应急条例》。

（三）重大活动中预防意外

承担大型集会、重要会议、国际比赛、外国元首来访等救护任务时，需要加强责任心，禁止擅离职守。

（四）承担急诊急救方面的业务培训以及健康教育宣传

院前急救的关键问题是要大力进行急救知识普及，提高广大群众的初步急救技能，提高自救互救的能力和效果。医护人员也同样具有普及急救知识的任务，因为专业分科越来越细，过于专业化带来的问题是对急诊患者缺乏有效的急救技能，因此要求医护人员都能掌握全面的急救知识，满足各类急诊患者的需要。尤其是现场急救技术，其特点是基本徒手进行，很少依赖器械设备；操作简单易行，容易掌握；效果强调确定、可靠，要求程序和操作方法的准确性；不单医护人员，一般群众也能掌握。

三、院前急救的常见急症

(一) 心跳呼吸骤停

及时、正确和有效的现场心肺复苏，是复苏成功的关键。快捷、有效的进一步生命支持和后续救治可提高复苏成功率，减小死亡率和致残率。

(二) 休克

对休克患者的早期诊断，尤其是休克病因的早期确定是纠正休克的关键，及时、有效地纠正休克可降低死亡率。

(三) 多发创伤

及时发现多发创伤中的致命伤并进行有效的急救处理，可防止发生休克、感染和严重的并发症。

(四) 心血管急症

如急性心肌梗死、急性心律失常、急性心功能不全、高血压危象等，做到及时诊断和有效处理，对患者预后的改善十分重要。

(五) 呼吸系统急症

如哮喘持续状态、大咯血、急性成人呼吸窘迫综合征、气胸是急救中必须充分认识和正确处理的。

(六) 神经系统急症

脑血管意外是急救中死亡率最高的危象急症，在急救的早期及时认识脑水肿并给予及时、有效的处理是降低死亡率的关键之一。

(七) 消化系统急症

对消化道大出血、急性腹痛，尤其是出血坏死性胰腺炎和以腹痛为主诉的年轻女性异位妊娠破裂出血等的诊断要及时。

(八) 内分泌系统急症

除对糖尿病、酮症酸中毒、各种内分泌危象等要及时救治外，尤其要警惕糖尿病患者的低血糖问题。

(九) 昏迷

昏迷是需多科进行鉴别诊断的危象急症，要重视急性中毒、脑血管急症所致昏迷的快速诊断与救治。

第三节　　现场急救技术

一、现场个人防护

突发公共事件现场存在不确定性危害因素，如病原微生物、化学毒物、放射性尘埃、生物恐怖事件或某一传染病早期的传播以及缺氧等。院前急救人员所面临的正是这一状况，因此必须采取防护措施，即认定患者的血液、体液、分泌物、排泄物、呼出的气体等都具有传染性。做好患者、医护人员的隔离防护工作，既防止疾病从患者传至医护人员，也防止疾病经医护人员传至其他患者。如没有适当的防护，任何救援人员都不应暴露于能够或可能危害健康的环境中，没有正确的个人防护的救援工作只能加大事件的危害性和事件处理的复杂性，甚至引起严重的后果。

现场医护人员的个人防护具体措施包括：工作帽，口罩，防护手套，护目镜，防护眼罩，面罩，呼吸防护面具，隔离衣、防护衣，防护鞋、靴，污物袋。

二、初级心肺复苏术

当发生心搏、呼吸骤停和意识丧失时，应迅速、有效地提供人工呼吸与心脏按压以使呼吸、循环重建，这一系列的抢救过程称为心肺复苏（CPR）。常温下心搏骤停 3 s 感觉头晕，10 s 后出现晕厥，40 s 左右发生惊厥，45 s 后瞳孔放大，1 min 后延髓受抑制、呼吸停止、二便失禁，4~6 min 后脑细胞发生不可逆性损害，所以必须在心搏骤停 4 min 内实施有效的心肺复苏。复苏措施实施得越早，成功率越高，反之则死亡率越高。当猝死发生时，患者身旁的亲属或群众可以在最短的时间内对患者进行 CPR，同时呼救，为医护人员的到来争取时间，提高患者生存率。因此，全民普及现场 CPR 是十分必要的，而院前急救医护人员作为最早到达现场的专业人员，进行及时、有效的 CPR 可为患者的后续治疗赢得宝贵的时间。

三、气管内插管术

及时、有效地建立呼吸通道是抢救成功的关键，气管内插管术是院前抢救急危重症患者的措施之一。

四、喉罩通气

喉罩具有操作快捷、简单，易掌握，效果可靠，为进一步抢救赢得时间，且不影响心脏按压的优点，尤其在患者出现深昏迷、舌咽反射和喉反射消失时操作更为方便，且能提高气道管理质量。与面罩通气相比，喉罩可提高氧饱和度，使气道维持更容易，经验不足的医师也容易放置。院前急救中使用插管型喉罩，现场操作时不要求患者的特别体位，操作者不一定在患者头部上方操作，避免搬动患者从而节约时间。喉罩用于不适合气管内插管的患者，能在短时间内实施紧急气道救援。

五、电除颤与电复律术

二者是抢救致命性快速性心律失常最有效的方法。由于心室纤颤后患者的血液循环停止，任何药物都无法迅速到达靶器官，因此电击是治疗心室纤颤动唯一有效的手段，除此之外目前没有任何一种方法能够与之相比。

六、气管异物阻塞清除术

气管异物阻塞是常见的紧急意外，可导致窒息。海姆利希手法是一种简单、有效地解除气道异物阻塞的急救方法，现场抢救操作简单、易于掌握、效果突出，尤其适用于院前急救。

如果喉部被阻塞的患者坐着或站着，施救者应站在患者的后面，将双手交叉握紧放在患者剑突下，然后向上、向内快速冲击上腹部，反复重复这一动作，从而使膈肌升高，直至将阻塞的异物排出气道；如果出事故的人躺在地上不醒，就使其仰卧，施救者将一只手的下端放在剑突下，另一只手放在这只手的上面，很快地向上推，重复这一过程直至阻塞物排出。

七、临时心脏起搏术

临时心脏起搏术主要用于抢救心脏停搏及严重缓慢性心律失常。一般认为临时心脏起搏术对早期心脏停搏疗效较好，熟练掌握后，整个过程不到 1 min 即可完成，可以提高抢救的成功率，为进一步的治疗赢得时间。

八、胸腔穿刺术

胸腔穿刺术是经皮穿刺进入胸膜腔以诊断和治疗胸部疾病的技术。院前急救中主要用于胸外伤或自发性气胸、血胸、血气胸和其他因素导致的胸腔积液对患者呼吸、循环压迫时的减压抢救治疗。

九、环甲膜穿刺术

环甲膜穿刺术是对无法立即清除上气道阻塞的患者紧急开放气道的临时急救措施之一，而非常规的复苏手段，亦可经环甲膜穿刺达到给药的目的。环甲膜穿刺术尤其适于院前急救。

十、便携式呼吸机

便携式呼吸机为呼吸衰竭、急性心肌梗死、呼吸停止或缺氧患者（适于体重大于 20 kg 的儿童或成人）提供了有效、安全的人工呼吸手段。便携式呼吸机轻巧、便携、经久耐用，可以替代手捏球囊，在院前急救的各种复杂环境中以及 CPR 后的转运过程中发挥极大的作用。

十一、创伤急救四大技术

创伤是致伤因素作用下造成的人体组织损伤和功能障碍现象，现代创伤以严重创伤、多发伤和同时多人受伤为特点。危重创伤可造成心、脑、肺和脊髓等重要组织功能障碍，以及出血过多而导致休克甚至死亡。创伤的现场救护要求快速、正确、有效。正确的现场救护能挽救伤病员生命、防止损伤加重和减轻伤病员痛苦，反之可加重损伤，造成不可挽回的损失，以至危及生命。止血、包扎、固定、搬运是创伤急救的四大技术。

第四节　院前转运的监护与救治

院前转运是对已经做了初步急救的伤病员，在救护人员的监护下运用专业的运输工具转运到医院的过程。安全转运是院前急救的重要内容，是院前急救与院内救治一体化的充分体现。院前转运途中监护的主要内容是监测生命指征，并进行综合分析，指导临床救治。急危重症患者在现场首次救护后病情相对稳定，如在转运途中得不到良好医疗救护的保证，再加上运送途中发生颠簸，可使病情恶化甚至丧失生命。反之，若对患者采用安全转运方法，使患者得到密切监护、良好的医疗保证，则可大大提高患者的生存率。

一、急救转运过程中的不安全因素

(一) 患者本身的不安全因素

(1) 急危重症患者多有复合伤或多脏器功能不全或衰竭，病情极不稳定。

(2) 若有特殊的治疗措施，如携带氧气装置、气管内插管、使用呼吸机、留置静脉导管等，在转运过程中管道容易扭曲、滑脱和移位。

(二) 转运医疗条件及外界环境限制

(1) 急救现场光线不明亮时，静脉穿刺等抢救技术操作易失败；外伤事故时，围观人群拥挤、声音杂乱影响听诊等诊断措施的进行。

(2) 在转运途中，由于担架、推车和急救车的颠簸以及危重患者常常无法配合，可能导致继发伤，同时实施急救监护措施的难度大，脉搏、血压测不准，抽吸药液或复苏质量控制困难等直接影响监护治疗的效果。

(三) 急救转运技术不熟练

熟练的抢救搬运技术是转运成功的关键。抢救技术不熟练、搬运措施不得当直接将造成抢救失败和二次损伤等异常情况。

(四) 急救转运制度不完善

1. 搬运和监护不同步进行

在转运的过程中急救人员既忙于急救护理又忙于搬运，使急救和转运不能同步进行，忽视了对患者的监护，有可能失去抢救时机。

2. 急救转运物品准备不完善

可使患者在转运途中中断治疗和延迟抢救。

3. 转运工具准备不完善

转运工具没有及时维修，功能不良；驾驶员驾驶技术不娴熟等。

4. 转运时医护人员和接收医院 (科室) 协调欠妥当

当患者转到时接收科室的床位、监护设备、吸氧及呼吸支持等装置未能及时、完善地准备好。

5. 交接班制度不完善

运送医护人员将患者转到后，和接收科室的医护人员床旁交接不细致，使接收科室的医护人员不能详细了解病情和已进行的医疗措施。

二、安全转运的要素

(一) 加强搬运人员管理，保证急救、搬运同步

制订转运预案，增加随车医护人员，加强救护、搬运的密切配合，使整个转

运环节不断档，每个岗位不错位。

（二）加强急救物品管理

加强随车急救物品管理，按要求做到用物齐全、定点放置、专人管理、用后及时补充。使急救物品随时处在完好有效的状态，同时依据患者所处的急救转运环境增加备用急救物品种类，如急救药品、氧气、气管导管、便携式呼吸机、多用急救包、照明设备等。

（三）提高急救搬运技术

院前急救人员要定期进行急救搬运技术培训，通过业务讲座、外出参观学习、模拟人操作示范训练、考核、竞赛等，熟练掌握各项急救及搬运技术，如心肺复苏术、除颤仪的使用、气管内插管技术、静脉留置导管技术及对不同患者的搬运技术、不同病种的转运体位等。

（四）迅速评估，稳定病情后转运

转运前对患者综合情况的评估是安全转运的基础。急救现场评估时，首先对危及患者生命的具体情况迅速做出判断，如对心搏骤停者立即进行清理呼吸道、行心肺复苏、建立静脉通路、吸氧等，先抢救生命；待初步抢救成功后，病情许可的情况下再进行全身性评估，如肢体的活动、有无骨折及其性质等，并给予简单有效的固定、包扎，尽量缩短现场急救时间。转运的同时了解病因及发病时间、出血量等，以便为途中的监护救治和后续治疗提供信息。

（五）转运前充分准备

院内转运患者时，转运前要认真检查患者携带的各种治疗管道连接是否紧密，静脉用药有无渗漏、途中是否够用；留置气管导管者要标明深度，必要时记录，防止移位；依据不同的病种备用不同的急救药品和设备，使转运工具保持功能良好；与接收医院（科室）充分沟通，做好交接准备。院外转运患者时，尽管病情危急、时间紧迫，也要边抢救边检查留置管道是否牢固，保持长度适宜，防止途中扭曲而影响治疗效果。

（六）加强途中监护，维持生命体征平稳

转运患者时，要求搬运动作准确，并做到轻、稳、快，避免震动，对病情危重或颈腰椎骨折的患者要 3～4 人同时整体搬运，保持头部与躯干成直线。推车搬运时保持头部在大轮端，可因大轮转速慢、稳而减轻震动；上下坡时头部始终在高处。急救车搬运患者时，尽量保持快速而稳速地行驶，减少颠簸，这样不仅有利于实施急救措施，更有利于患者舒适。患者体位依据病情和伤情而定：一般轻伤病员取仰卧位，颅脑损伤者要侧卧或头偏向一侧，以防舌后坠或分泌物阻塞呼吸道；胸部伤者取半坐卧位或伤侧向下的低斜坡位，减轻呼吸困难；腹部伤者取仰卧位，膝下垫高，使腹部松弛；休克患者取仰卧中凹位等。转运过程中医护人员始终守护在患者上身靠近头部位置，以便于观察患者的面色、瞳孔、呼吸、神志等的变化。对昏迷躁动的患者要用约束带防止坠伤，酌情盖好被服。如途中发现患者病情恶化和意外伤要立即进行处理，要及时与接收医院（科室）取得联系，使患者尽早得到更好的救治。

（七）建立交接流程，完善交接班制度

在转运前，医护人员需完整认识转运风险和受益，保证接收方同意接收，同时向患者或家属充分告知转运途中的危险因素并签署转运同意书，合理安排转运人员和设备并备有配套的监护和治疗措施预案。转运时，转运人员将患者运送到目的地后，与接收医院（科室）的医护人员共同安置患者，包括摆体位、固定管道、吸氧等。然后进行详细的床旁交接，包括病历交接、转运前后和途中的病情、生命体征、用药情况、特殊治疗措施、心理状态等，接收方了解交接内容无误后，进行接班记录。最后由双方医护人员签全名，即完成交接流程。

三、转运途中的监护与护理

院前转运的主要工作是监护救治，所以转运途中最关键的就是运用车载救护和监测设备持续监测、评估和稳定患者的生命体征，积极抗休克和进行持续气道管理等。转运过程中医护人员的预见性处置和护理尤为重要。主动救治就是要适时评估患者可能出现的问题，确定护理的重点；及早采取有效的措施，最大限度地减少患者的痛苦，包括及时清理口鼻腔分泌物，保持呼吸道通畅；舌后坠者给予口咽管通气；呼吸肌麻痹或重度呼吸困难而面罩吸氧不能缓解者，及早给予气管内插管、呼吸辅助呼吸。应对骨折患者的骨折部位充分固定，防止二次损伤。颈椎损伤时及时应用颈托；腰椎损伤时应用脊柱板，保证躯体固定稳妥。及时做好监护和处理记录，尤其对于创伤性急危重症患者，应记录抬患者的方法、体位、监护的内容、途中特殊情况的处理等，并可通过车载通信系统与接收医院急诊科通报患者病情，使其尽快做好接收准备。

使用网络系统及全球卫星定位系统 GPS，急诊医护人员或专家能与负责运送的救护人员随时保持联系，并通过数据和图像传送系统指导治疗，保证危重患者顺利抵达院内。

四、常用的转运方式

由于患者伤情种类各不相同、转运距离长短不一、路况各有差异，转运方式的选择十分复杂。转运方式包括陆路转运、空中转运和水路转运，其中前两者常用。

（一）陆路转运

区域性急救网络系统仍以救护车为主要转运交通工具，车上应配备完善的抢救设备，并定期检查。在灾害事件发生时，由于大量伤员需要分流和长途转运，火车转运可作为安全、快速的转运方式。

（二）空中转运

对复合伤、危重创伤患者，应以空中转运为首选。空运伤员所用飞行器包括直升机和固定翼飞机两种，两者各有利弊。二者的选择主要根据空运距离而定，距离在 500 km 以内宜用直升机，超过 500 km 宜用固定翼飞机。

（三）水路转运

对于海事及水上活动、作业等出现的海难伤员，可以用快船、渡轮（冲锋舟）、医院船等进行转运。

五、急危重症患者转运途中的救治

院前急救是急诊医疗服务体系的最前沿内容，合理、有效的院前救治可以降低死亡率和伤残率，往往是院内后续治疗成功的关键。对于心搏骤停患者，应立即予以持续、高质量的心肺复苏术；原发或继发肺损害和（或）呼吸中枢损害者，应注意保持呼吸道通畅和氧疗，必要时给予患者呼吸兴奋剂、支气管扩张剂和（或）人工通气；心源性休克患者，应排除并处理致命性心律失常，积极处理低血压；对危重创伤患者，应即刻救治、复苏，稳定后尽快运送。

第五节　立体救援体系的建立及意义

立体救援是指通过陆地、空中、海上等多种方式将患者从现场转送至医院，是院前急救的重要组成部分，也是现场急救与院内救治之间的桥梁。不论采取哪种转运方式，都应以最大限度地缩短运送时间、保证转运安全为目标；在转运的同时应根据病情开展救治，以降低死亡率，提高救治成功率。

一、立体救援的方式

(一) 陆地救援

目前，陆地救援是我国院前转运的主要方式，转运工具包括救护车、卫生列车等，转运过程中应具备全程血流动力学监护设备和有效的生命支持技术，转运人员能及时发现患者的病情变化并进行及时处理。

(二) 空中救援

空中转运具有速度快、机动灵活、舒适安全、便于对患者进行护理等优点，可缩短转运时间，提高转运效率，尤其适用于偏僻山区、岛屿、交通阻塞及道路中断地区等救护车不能完成转运任务的情况。空中救援体系是我国今后院前急救和突发公共事件医疗救援的重要发展方向。

(三) 海上救援

用于海上、江湖水域的船只、岛屿发生灾难时，转运工具包括救护艇等，受水域、水文、气象、地理等自然条件的限制，其影响因素多于陆地或空中转运。救护人员站立不稳、物品难以固定、无菌区域难以保证、生命体征难以监测、护理技术操作难以完成等十分影响转运途中对患者的监护和救治，故应严格把握适应证。

（四）山区救援

山区救援是陆地救援的一种特殊形式，需根据山区地理位置特点、道路交通状况、转运医院的距离等因素进行综合考虑，然后决定采用陆路转运还是空中转运。

二、立体救援体系建设的意义

随着社会经济的发展，人民生活水平提高，对生命健康和医疗保障提出了更高标准的要求。传统的地面急救服务体系已经越来越不能满足人们对于急救服务日益多元化的需求，因此建立城市陆地、空中与海上相结合的立体化医疗救援体系便成为完善院前急救医疗体系的一个必然趋势。立体救援体系的建设是一项极其复杂的系统工程，需要急救医疗、陆海空交通、公安、消防等多部门的合作，以建立一个有效、科学的救援体系。各级政府或相应组织应统一调度、统一指挥，根据实际情况决定救援与转运方式，并制定相应的标准和流程，逐渐优化救援流程和体系，为科学地实施立体救援提供决策依据。

第六节　突发公共卫生事件的紧急处理

随着重大的传染病及中毒事件频发，突发公共卫生事件的医学救助日益凸现其重要性。

一、突发公共卫生事件的概念

根据国务院颁布的《突发公共卫生事件应急条例》，突发公共卫生事件是指：突然发生、造成或者可能造成社会公众健康严重损害的重大传染病疫情、群体性不明原因疾病、重大食物和职业中毒以及其他影响公众健康的事件。根据事件的成因和性质，突发公共卫生事件分为：重大传染病疫情，群体性不明原因疾病，重大食物中毒和职业中毒，新发传染性疾病，群体性预防接种反应，群体性药物反应，重大环境污染事故，核事故和放射事故，生物、化学、核辐射恐怖事件，自然灾害（如水灾、旱灾、地震、火灾、泥石流）导致的人员伤亡和疾病流行，以及其他影响公众健康的事件。突发公共卫生事件具有突发性、难以预测性、公共性、严重危害性等特点。

二、突发公共卫生事件发生的原因与分类

（一）突发公共卫生事件发生的原因

突发公共卫生事件发生的范围较广，主要原因有如下 4 个。①自然灾害：主要包括水旱灾害、气象灾害、地震灾害、地质灾害等。②事故灾害：由人们无视规则的行为所致。③公共卫生事件：直接导致疾病的暴发流行和人员伤亡。④社会安全事件：主要包括恐怖袭击事件、经济安全事故等。

（二）突发公共卫生事件发生的分类

根据突发事件损害的严重程度不同，突发公共卫生事件可分为一般、较重、重大和特大事件 4 类。

三、突发公共卫生事件预警级别

一般依据突发公共卫生事件可能造成的危害程度、波及范围、影响力大小、人员及财产损失等情况，由高到低划分为特别严重（Ⅰ级）、相当严重（Ⅱ级）、比较严重（Ⅲ级）、一般严重（Ⅳ级）4 个级别，并依次采用红色、橙色、黄色、

蓝色加以表示。

四、突发公共卫生事件的预防与应急处置机制

突发公共卫生事件应急管理的完善能有效预防和减少公共卫生事件的发生，控制公共卫生事件引起的社会危害性。因此，管理制度完备、组织结构设置科学是处理突发公共卫生事件的关键。

（一）统一的领导和指挥

突发公共卫生事件的指挥系统分为国家层面的应急指挥部和省级（市、县级）行政区应急指挥部管理结构。指挥系统负责制定科学有效的应急策略，动员和协调社会力量共同参与，优化资源配置，以保证政令有效畅通地实施。

（二）灵敏的信息反应

突发公共卫生事件的信息系统包括监测、预警和信息发布3个部分。

监测是信息系统的基础，是预警和信息发布的依据；预警是根据监测网络提供的信息，科学预测和判断突发公共卫生事件的发展趋势；信息发布要准确透明，尊重公众的知情权，消除公众的疑虑恐慌和增强社会的凝聚力。

（三）快速的救控体系

突发公共卫生事件的救控体系包括医疗救助机构和疾病预防控制机构。医疗救助机构承担快速救治受伤群众和控制疫情扩散的任务。疾病预防控制机构负责疫情的监控和突发公共卫生事件的流行病学调查工作等。

（四）充足的储备支持

突发公共卫生事件的储备系统不仅保证了充足的物质、资金，同时配备各种

技术人才，如不同专家组成的专家咨询委员会。

（五）刚性的法治保障

制定并实施突发公共卫生事件的预防和应急处理的法律法规，进行有效的依法管理。

（六）完善的评估体系

一是评价预防与应急处理工作计划的实现程度、所取得的成绩和存在的问题，积累工作的经验教训；二是评估突发公共卫生事件对社会经济、社会生活、卫生事业、社会心理精神状况 4 个方面带来的影响。

五、主要公共卫生事件的预防与应急处理

国家建立统一的疾病预防控制体系。各省（区、市）、市（地）、县（市）加快疾病预防控制机构和基层预防保健组织建设；健全覆盖城乡、灵敏高效、快速畅通的疫情信息网络；加强疾病预防控制专业队伍和基础设施的建设。

（一）重大传染病暴发流行的控制

在重大传染病包括呼吸道传染病、消化道传染病、人畜共患传染病等的预防控制方面，应注意以下几点：①传染病防治的重要性和持久性；②依法防治，属地管理；③策略规划，目标明确；④全民参与，社会防治；⑤重点突出，综合防治；⑥加强国际交流与合作。

（二）食物中毒事故的控制

食物中毒事故处理程序：①报告。应及时按《食物中毒报告制度》的要求向所在地卫生行政部门报告发生食物中毒事故的相关详细资料。②现场调查和救

治。③开启绿色通道。疾病预防控制机构、医疗机构应开启快速检验通道，收集检测样品，尽快明确病因，指导后续治疗。④填写报告表。疾病预防控制机构在规定时间填写《食物中毒事故个案调查登记表》和《食物中毒事故调查报告表》。⑤监督整改。

第二章 急诊常见症状的救治

第一节 概 述

急诊患者临床表现纷繁复杂，病情轻重不一，急危重症患者的病情来势汹汹、瞬息万变、随时致命；也有部分患者以一般症状起病，而病情迅速进展导致多器官衰竭。急诊医生需要在大量轻重混杂的急诊患者中快速识别急危重症患者并对其进行有效的救治，因此，急诊常见症状的病情评估过程实际上是如何甄别急危重症的过程。

一、急诊常见症状的特点

(一) 紧急起病，病情危重

如呼吸及心搏骤停、休克、急性呼吸衰竭等，如不对这一类患者进行迅速干预、采取有效生命支持等措施，将随时危及生命。

(二) 以常见症状起病，病情迅速进展，致多器官、系统衰竭

患者到急诊就诊时，疾病常常还没有按照发展规律充分显示其全貌，因此，医生在有限的时间和空间内对疾病的发展趋势难以把握。如急性重型胰腺炎，早期常以"腹痛、呕吐"等症状起病，在血淀粉酶尚未见升高时容易漏诊，患者

有可能迅速出现急性肺损伤、腹腔间隔室综合征、急性肾衰竭等多器官及系统衰竭。

(三) 隐匿和不典型性

急性心肌梗死不一定都表现为胸骨后压榨样疼痛，还可表现为上腹痛、呕吐、咽喉部疼痛或不适、牙痛、下颌角疼痛、面色苍白、倦怠无力、大汗等非典型症状。又如主动脉夹层可以呼吸困难、腰痛、少尿或一侧肢体瘫痪为首发症状，容易漏诊、误诊。

急诊患者症状轻重混杂的特点要求急诊医生必须迅速做出反应，在最短时间内识别哪些是最危险的患者，哪些次之，哪些是普通患者，这是急诊分层救治的前提。对急诊医生而言，首要的任务是区分病情的严重程度和危险因素，而不是第一时间明确诊断。因为一旦有威胁生命的因素存在，不管原因如何，都要遵循优先救治的原则。

二、病情评估和危险分层应遵循的原则

(一) 假定重病原则

症状学是医患关系建立的契合点，也是诊断思路确立的来源。对急危重症而言，无论医方还是患方均如履薄冰，稍有差池，即酿大祸。以常见病、多发病为基础的诊断思维模式不能完全适应急诊的要求，可导致延误诊治，甚至造成严重后果。如面对有冠心病高危因素的人群表现出突发上腹痛，首先要考虑的是急性心肌梗死、腹部血管性疾病（如腹主动脉瘤渗漏或破裂、急性肠系膜动脉栓塞）等致命性疾病，而非急性胃肠炎；又如对于没有神经定位体征的突发头痛，首先要考虑高血压脑病、蛛网膜下腔出血等危重症，而不是普通感冒。假定重病原则能时刻提醒医生，将对急危重症的排查提前至接诊初期，有望大大提高急危重症

的诊断率和随后的救治成功率。

(二) 树立全局观、整体观，透过现象看本质

对于急危重症患者，在诊治过程中应以整体的观念来考量，树立全局观、整体观。如对于以咯血为主要症状就诊的患者，除要考虑肺部疾病（如支气管扩张、肺癌、肺栓塞、肺炎等）外，亦要注意排除重度二尖瓣狭窄及全身出血性疾病；接诊呼吸困难的患者，除了要考虑心肺疾病以外，还应意识到一些肺外的原因，如重度低钾血症、重症肌无力、动脉瘤压迫气管以及呼吸中枢受损等。总之，要透过现象看本质，避免"盲人摸象""只见树木，不见森林"。

(三) 诊治的效率优先原则

对临床上的严重症状的解释，往往繁复耗时，因此，要特别注意诊治中的效率优先原则。针对每一样措施或检查都不能只考虑效果，不考虑时间，要具体情况具体分析。在选择检查或处理方法时，要注重时间性和可操作性，着眼于急危重症的主要矛盾，第一时间解决具有可逆性的致命问题，这是提高急危重症患者生存率的切实有效的方法。

三、根据病情评估结果进行分层救治

有关急诊患者的分层救治，可按照从濒死性、致命性到非致命性的先后顺序，具体可参考国家卫生和计划生育委员会（原卫生部）公布的《急诊患者病情分级试点指导原则（征求意见稿）》。

(一) 一级：濒危患者

病情随时可能危及患者生命，需立即采取挽救生命的干预措施，急诊科应合理分配人力和医疗资源进行抢救。临床上出现下列情况要考虑为濒危患者：气管

内插管患者，无呼吸/无脉搏患者，急性意识障碍患者，以及其他需要采取挽救生命干预措施的患者。对于濒危患者，应立即送入急诊抢救室。

（二）二级：危重患者

病情有可能在短时间内进展至一级，或可能导致严重致残者，应尽快安排接诊，并给予患者相应处置及治疗。患者来诊时呼吸、循环状况尚稳定，但其症状的严重性需要很早就引起重视，患者有可能发展为一级，如急性意识模糊/定向障碍、复合伤、心绞痛等。严重影响患者自身舒适感的主诉，如严重疼痛（疼痛评分≥7/10），也属于该级别。急诊科需要立即给这类患者提供平车和必要的监护设备。

（三）三级：急症患者

目前明确在短时间内没有危及生命或严重致残的征象，应在一定的时间段内安排患者就诊。患者病情进展为严重疾病和出现严重并发症的可能性很低，也无严重影响患者舒适性的不适情况，但需要急诊处理以缓解患者的症状。在留观和候诊过程中出现生命体征异常者，病情分级应考虑上调一级。

（四）四级：非急症患者

患者目前没有急性发病症状，无或很少不适主诉，暂无需特殊处理，以留观、对症治疗为主。

第二节　急性胸痛

急性胸痛是急诊科常见症状，病因繁多，严重性悬殊极大。胸痛包括非创伤性和创伤性胸痛，本节所讲的主要是非创伤性胸痛。急性非创伤性胸痛既包括解剖学胸部范围内的原因所导致的全部不适，也包括躯体其他部位疾患放射至胸部的疼痛。不同病因所致急性胸痛的危重程度差异巨大，疼痛程度常与预后不完全平行，诊治措施的不同可致预后效果相差甚大。

一、病因

常见致命性病因包括：急性冠状动脉综合征（Acute Coronary Syndrome，ACS）、主动脉夹层、急性肺栓塞、张力性气胸；常见低危性病因包括：稳定型心绞痛、自发性气胸、反流性食管炎、食管裂孔疝、胆结石、胆囊炎、急性肋软骨炎、心脏神经症、胸膜炎、心包炎等。其中，ACS 是致命性非创伤性胸痛的最常见病因，发病率占 90% 以上。

二、病情评估与危险分层

（一）病情评估

对急性胸痛患者，应立即评估意识、呼吸、脉搏、心率、血压、氧饱和度等基本生命体征，"先挽救生命，再辨别病情"，识别引起胸痛的致命性疾病。

1. 识别危及生命的症状和体征

危及生命的症状和体征包括无脉搏、呼吸困难或停止、突发晕厥或抽搐、发绀、大汗淋漓、血压<90/60 mmHg、氧饱和度<90%、咳粉红色泡沫样痰、双肺湿啰音、四肢湿冷等，需立即抢救此类患者。

2. 初步识别 ACS 和非 ACS 疾病

无危及生命的情况或经抢救处理生命体征稳定后，识别胸痛的病因。

提示 ACS 的胸痛特征：胸痛为压迫性、紧缩性、烧灼感或沉重感；无法解释的上腹痛或腹胀；放射至肩部、背部或左臂或双上臂、颈部、下颌、牙齿、耳；胃灼热（烧心），胸部不适伴恶心和（或）呕吐；伴持续性气短或呼吸困难；伴无力、眩晕、头晕或意识丧失；伴大汗。需注意，女性、糖尿病患者和老年患者有时症状不典型。

提示非 ACS 疾病的胸痛特征：以胸闷、呼吸困难、咯血为主，伴有轻微胸痛；刀割样或撕裂样胸痛，部位随时间延长向上或下逐渐移动；胸痛为锐痛，与呼吸或咳嗽有关；疼痛部位多变、不固定；胸痛与体位或按压身体局部有关；胸痛的持续时间很短（<15 s）。非典型胸痛不能完全排除 ACS。

3. 尽早完成体格检查

主要注意颈静脉有无充盈、胸痛与呼吸的关系、双肺呼吸音是否对称一致、双肺有无啰音、双上肢血压是否一致、心音是否可听到、心脏有无杂音、腹部有无压痛和肌紧张等情况。

4. 了解相关病史

向患者本人或其家属了解病史，包括此次胸痛发作时间、既往胸痛史、既往心脏病、糖尿病和高血压等病史、既往药物治疗史、既往药物过敏史等情况。

5. 尽早完成相关辅助检查

10 min 内完成第一份心电图；尽快完成血气分析、心肌损伤标志物、D-二聚体、肝肾功能、血常规、血生化等实验室检查；患者身体条件许可情况下，完成床旁胸部 X 线、床旁超声心动图、主动脉增强电子计算机断层扫描（CT）或胸部 CT 检查等。

（二）危险分层

评估病情的同时开展危险分层。存在危及生命的症状或体征时应评估为极高危，需立即抢救。经抢救生命体征稳定后，应早期初步诊断，怀疑为 ACS、主动脉夹层、急性肺栓塞、张力性气胸等的患者应评估为高危患者，要迅速检查治疗，避免病情恶化；考虑为其他疾病，如自发性气胸、带状疱疹、急性肋软骨炎等往往不会危及生命，可评估为低危患者，应逐步完善检查，对症处理。

三、诊断思路与流程

（一）根据病情，判断患者胸痛的病因性质

1. 心血管系统疾病

①心脏疾病：如 ACS、肥厚型心肌病、主动脉瓣狭窄、二尖瓣脱垂、二尖瓣狭窄。多在劳累、情绪波动、饱食、排便、输血输液等增加心脏负荷诱因下出现，常表现为心前区或胸骨后压榨样剧痛，持续时间多在 $10\sim15$ min 以内，严重者在 20 min 以上，可伴肩臂、后背、腹部、下颌等放射痛。疼痛可在休息、含服硝酸酯类药物后逐渐缓解。辅助检查：心电图可有 ST-T 段缺血改变，或心肌酶学有动态变化；心脏彩色多普勒超声有助于诊断心肌病、心脏瓣膜病变。②心包炎：咳嗽、体位变化可使疼痛加剧，早期即有心包摩擦音，心电图除加压单极肢导联（aVR）外，其余导联均有弓背向下的抬高，T 波倒置，无异常 Q 波。③主动脉夹层：胸骨后持续性剧痛，疼痛一开始即达高峰，常放射至背、胁肋、腹、腰和下肢，两上肢血压和脉搏可有显著差异，可有主动脉瓣关闭不全的表现，但一般无心肌酶学显著升高，行主动脉增强 CT 和超声检查有助于诊断。④肺栓塞：可发生胸痛、咯血、呼吸困难和休克，但有右心负荷急剧增加的表现，如发绀、肺动脉瓣区第二心音亢进、颈静脉充盈、肝大、下肢水肿等，心电图典型表现为 $S_I Q_{III} T_{III}$ 征（即 I 导联 S 波加深，III 导联出现 Q/q 波及 T 波倒置），肺动脉增强 CT 检查有助于鉴别。

2. 呼吸系统疾病

①胸膜炎和累及胸膜的肺炎：为炎症累及壁胸膜所致，为单侧和刀割样锐

痛，吸气时加重，行胸部 CT 检查可帮助鉴别。②自发性气胸：多见于瘦高体型男性青壮年，X 线检查可见局部肺纹理消失，行胸部 X 线、CT 检查有助于诊断。

3. 消化系统疾病

可根据病史、诱因、体格检查、心电图、血清生化标志物、CT 和超声、胃镜检查等协助诊断。

4. 胸廓疾病

①颈、胸椎骨质增生，椎间盘突出，胸脊髓外肿瘤压迫神经后根，疼痛常呈持续性，有神经压迫症状，可行 CT 检查明确诊断。②带状疱疹：可见数个或成簇的水疱沿一侧肋间神经分布并伴剧痛，疱疹不超过体表中线。

5. 纵隔疾病

纵隔气肿常表现为剧烈胸痛，向肩部放射，伴呼吸困难、发绀，可有皮下气肿，常因食管穿孔所致，可行胸部 CT 检查鉴别。

(二) 诊断为 ACS 者，进一步明确亚型

1. ST 段抬高型心肌梗死（STEMI）

根据症状、心电图 ST 段抬高或新发左束支传导阻滞等典型改变，结合心肌损伤标志物可明确。

2. 不稳定型心绞痛（UA）/非 ST 段抬高型心肌梗死（NSTEMI）

根据临床表现、心电图改变及心肌损伤标志物可做出诊断。

(三) 怀疑 ACS 者，进入 ACS 筛查流程

(1) 就诊时心电图和肌钙蛋白正常的患者，需重复观察 6 h 后心电图或肌钙蛋白的变化。若患者持续胸痛，或需用硝酸甘油缓解，提示高危，建议早期、连续复查心电图和肌钙蛋白情况。

（2）若患者复查心电图显示 ST-T 段动态变化或肌钙蛋白升高或血流动力学异常，则提示为 UA 或 NSTEMI，进入 UA/NSTEMI 救治流程。

（3）若患者就诊后间隔 6 h 或胸痛后 6~12 h 心电图无 ST-T 段动态变化或肌钙蛋白没有升高，提示患者近期发生心肌梗死或死亡的风险为低危或中危，危险分层可用 TIMI 评分或 GRACE 评分。

（四）非 ACS 疾病筛查流程

未确诊 ACS 者，均需结合病史、胸痛特点、体征等，如有必要接受主动脉或肺动脉 CT 检查明确诊断，尽快排除主动脉夹层、肺栓塞或张力性气胸等致命性疾病，进一步完善相关辅助检查以确定病因。

四、救治原则

（一）紧急处理原则

若患者存在生命危险，立即建立静脉通路和吸氧，并给予药物对症处理，以求尽快稳定生命体征，必要时进行心肺复苏。

（二）ACS 的紧急处理

1. STEMI 的紧急处理

立即进入 STEMI 救治流程，目标是尽可能降低再灌注时间，挽救生命，改善预后。治疗措施包括：进行心肌再灌注治疗（急诊经皮冠状动脉介入术或溶栓治疗），并给予抗血小板、抗凝及优化心肌能量代谢等对症处理。

2. UA 或 NSTEMI 的紧急处理

治疗关键是准确进行危险分层，早期识别高危患者，根据不同危险分层给予相应介入或药物治疗方案。

3. ACS 筛查流程后提示 UA 或 NSTEMI

按照 UA/NSTEMI 流程处理。

4. ACS 筛查流程复查结果为阴性者

可进行危险分层：低危患者若没有其他引起胸痛的明确病因，可出院后 72h 内行心脏负荷试验或冠状动脉 CT 检查，并于门诊就诊；中危患者建议请心内科医生会诊，出院前行上述检查。

（三）非 ACS 疾病治疗原则

（1）怀疑主动脉夹层、肺栓塞或张力性气胸等致命性疾病者，需迅速对症治疗，避免病情恶化，并请相应专科医生协助诊治。

（2）怀疑其他低中危疾病者，应对症处理，逐步完善检查，症状缓解后到相关专科门诊进一步诊疗。

五、注意事项

（1）急性胸痛病因繁多、严重性悬殊极大，预后常与疼痛程度不完全平行，因此早期诊断、危险分层十分重要。

（2）对于急性胸痛患者，应立即评估其生命体征，先救命、再辨病。

（3）ACS 是致命性非创伤性胸痛的最常见病因，对于急性胸痛患者必须做心电图检查。

第三节　急性腹痛

急性腹痛是急诊常见的主诉之一，占全部急诊就诊患者主诉的 10%，其中大于 65 岁的腹痛患者中需要住院处理的可高达 65%。由于有些引起腹痛的疾病可以迅速致人死亡，所以首先应对患者的生命体征进行评估。接下来进行问诊，注意了解：腹痛的发生时间、部位、程度、规律、性质（撕裂样痛、绞痛、隐痛），外伤情况等；伴随症状，如食欲缺乏、恶心、呕吐、腹泻、便血、发热、排尿等情况；女性月经及性生活等。

一、病因

首先确定部位，然后分析原因，如出血、缺血、梗阻、穿孔、炎症。

二、病情评估与危险分层

首先根据生命体征进行评估，如果不平稳，则表明病情危重。同时可以根据腹痛的持续时间及程度来判断，持续时间长的剧烈疼痛多表明病情急重。若患者有心、脑等器官的基础疾病，其危险程度亦增加，病情随时有急转恶化的可能，尤其应该引起重视。老年人阑尾炎腹痛更弥散，多半没有反跳痛。另外，也需要注意艾滋病患者腹痛的情况，这些患者病症可由巨细胞病毒感染所引起的腹泻导致，也可以是卡波西肉瘤导致的肠梗阻，还可以是巨细胞病毒等引起的胆系感染。

三、诊断思路与流程

诊断思路是先按部位诊断。对于上腹痛原因不明的老年人，尤其是具有心脏病危险因素者，应进行心电图检查。诊断盆腔炎或泌尿系统感染时，要注意与阑尾炎相鉴别。年龄大于 50 岁的腹痛原因不明者，应该进行腹部超声或 CT 检查以排除主动脉夹层。

四、救治原则

首先，要对患者的全身情况进行正确评估，稳定患者的生命体征，然后早期诊断；其次，要注意判断是否为外科疾病、是否需要手术治疗，并与外科医生协调好；最后，若需要进行手术治疗，则确定何时手术，做好术前的各项检查，并做好准备工作，让患者在恰当的手术时机得到治疗。

五、注意事项

（1）不论是什么主诉，以维持生命体征为第一要务。明确是否有大量呕吐、是否意识不清。如有，则需马上进行呼吸道保护。未明确诊断前，应禁食、水观察，同时静脉补液，以防脱水。

（2）在整个诊治过程，一定要注意首先除外危及生命的几个疾病，如腹主动脉夹层、实质性器官（肝、脾）破裂出血、肠系膜动脉缺血、空腔脏器（胃、肠、阑尾）穿孔等。若的确存在上述情况，注意掌握外科手术时机。

（3）腹痛有部分原因是腹腔以外的疾病引起的，诊断时需要考虑，尤其要注意对危及生命的疾病，如急性心肌梗死、肺栓塞的识别。

（4）对于有肠梗阻或肠麻痹的患者，给予胃管进行胃肠减压，并进行肛诊。许多临床医生因为肛诊不方便而将其忽略，但这个简单的检查可以帮助判断直肠、下段结肠的解剖情况，因此可以进行这部分肠梗阻的原因鉴别。对于有感染倾向的患者，尽早应用抗生素。

（5）是否镇痛一直是值得讨论的问题。过去的主张是不轻易应用药物，以免影响诊断。现在倾向于适当使用镇痛药物，以减轻患者痛苦。镇痛药物以吗啡类为佳，可不掩盖腹部体征。解热镇痛药物有抗炎作用，可以掩盖早期腹膜炎的表现，不建议使用。

第四节　急性头痛

头痛是临床常见的症状，一般头颅上半部（包括眉弓、耳轮上缘和枕外隆突连线以上部位）的疼痛统称头痛。病程在 2 周内的为急性头痛，病程在 3 个月内的为亚急性头痛，病程大于 3 个月的为慢性头痛。急性头痛主要为急性发作的头部疼痛，是神经急危重病常见症状，给患者带来极大痛苦，有时甚至威胁患者生命。

一、病因

引起急性头痛的原因很多，可分为器质性和非器质性两大类。

二、病情评估与危险分层

很多疾病都能导致急性头痛，关键是对引起急性头痛的病因进行全面分析，明确诊断。要对病情轻重进行合理评估，对一般疾病引起的头痛作一般处理，对危重疾病引起的头痛要高度重视。要有危险分层意识，由非器质性病变引起的没有生命危险的急性头痛属于低危，由器质性病变引起的有生命危险的急性头痛属于高危。对高危情况如蛛网膜下腔出血、严重的颅内感染等要做好医患沟通，避免出现不必要的医疗纠纷。对诊断不明确的严重急性头痛患者按高危进行观察与处理。

三、诊断思路与流程

对急性头痛的诊断要全面分析，根据病史、查体及实验室检查的有关资料，结合所掌握的理论知识作全面而辨证的分析，找出其规律性，以利于明确诊断。

按头痛的起病方式、头痛部位、头痛发作及持续时间、头痛程度、伴随症状和加重或缓解因素等方面进行分析，常可很快做出初步诊断，或进一步缩小思考和检查范围。

四、救治原则

（一）急诊处理

（1）镇痛镇静，无论任何原因所致头痛，特别是剧烈难以忍受者，均需立即给予镇痛处理，可给予异丙嗪与氯丙嗪镇静，给予曲马朵、布洛芬等镇痛。

（2）伴随呕吐症状怀疑颅内压增高者即刻给予高渗性脱水剂进行降低颅内压的治疗。

（二）迅速明确诊断，针对病因进行治疗

（1）头痛突然发生、无发热、无偏瘫体征但脑膜刺激征阳性者要高度怀疑原发性蛛网膜下腔出血或脑室出血，在镇静镇痛、降颅内压情况下立即做颅脑CT检查或腰椎穿刺检查。

（2）头痛突然发生、伴随偏瘫体征而有或无脑膜刺激征者要高度怀疑脑出血，在镇静镇痛、降颅内压情况下立即做颅脑CT检查。

（3）头痛急性发生、伴随发热、脑膜刺激征阳性者要怀疑颅内感染性疾病，在镇静镇痛、降颅内压情况下立即做腰椎穿刺检查及脑电图检查，必要时做颅脑CT检查。

（4）头痛突然发生，而神经系统无阳性体征，且以往有类似发作者要高度怀疑血管功能性头痛，排除器质性头痛后给予镇静、镇痛等对症处理。

（5）偏头痛给予麦角胺咖啡因、曲普坦类药物等治疗。

（三）综合治疗

诊断明确前，根据经验或相关指征采取抗感染、脱水降颅内压等综合治疗；诊断明确后，给予病因治疗。有手术适应证者积极做好术前准备，如立体定向微创颅内血肿清除术等。

第五节 发 热

临床上按热度高低将发热分为低热（37.3 ~ 38 ℃）、中度发热（38.1~39 ℃）、高热（39.1~41 ℃）及超高热（41 ℃以上）。因发热的病因复杂，诊断困难，其常是急诊的复杂疑难病症。

一、病因

按有无病原体侵入机体分为感染性发热和非感染性发热两大类，以感染性发热多见，占发热病因的60%~70%。引起感染性发热的病原体有细菌、病毒、支原体、衣原体、立克次体、螺旋体、真菌及寄生虫等。不论急性还是慢性、局灶性还是全身性感染均可引起发热。非感染性发热是由病原体以外的其他病因引起的发热。

二、病情评估与危险分层

（一）病情评估

发热的临床表现多种多样，引起发热的病因复杂。尽管感染性发热占多数，但有近10%的患者最终亦不能明确病因。为提高发热病因的诊断率，降低由发热引起的机体病理生理变化而导致的脏器功能不全或衰竭，要关注病史和病情特点。

（1）识别热度、热程、热型，区分是急性发热还是慢性发热。急性发热病程在2周以内，以感染性疾病最为常见。慢性发热指发热持续3周以上，发热病因较复杂。

（2）初步判断是感染性发热还是非感染性发热，了解引起这两类发热的常见疾病的诊断依据。

（3）尽快筛查出危及生命的高危发热患者。

（4）进行全面细致的体格检查，重点检查皮肤、黏膜有无皮疹及出血点，患者精神意识状态及肝脾、淋巴结是否肿大。

（5）仔细、反复询问病史，了解患者的基础病、免疫和营养状况、用药史及近期住院史。关注发热伴随症，如：①发热伴寒战多见于脓毒症、大叶性肺炎、亚急性细菌性心内膜炎、流行性脑脊髓膜炎、急性胆道感染、药物热、急性肾盂肾炎、输液或输血反应。②发热伴黄疸、右上腹痛应考虑肝、胆道系统的感染。③发热伴局部淋巴结肿大常提示局部急性炎症病变，伴全身性淋巴结肿大是广泛性淋巴组织病变或全身性感染的病征。④发热伴意识障碍、头痛或抽搐应考虑中枢神经系统感染。⑤发热伴多系统症状，要考虑脓毒症或全身多部位感染。⑥发热伴全身多部位出血可见于某些血液病，也可见于重症感染及某些急性传染病。

（6）进行全面深入的辅助检查。辅助检查可补充病史与体格检查的不足，尤其对一些仅以发热为主要症状而缺乏明确反映脏器损害的症状和体征的患者有重要的诊断和鉴别诊断意义。除常规检查外，要做各种体液和传染病的病原学及血清学检查、炎症和肿瘤标志物的血清学检查、结缔组织病相关检查及活体组织检查等。

（二）危险分层

评估病情的同时进行危险分层。危及生命的发热患者需进入重症监护病房，在生命体征监护下进行诊治；对不危及生命的发热的患者主要采取病因治疗；对慢性不明原因发热的患者，进行深入全面细致的检查，通过多学科会诊查找病因。

发热患者具备下列其中一项或以上者应视为高危发热患者：①年龄大于75岁；②发热伴不同程度的意识障碍；③发热伴抽搐或精神障碍；④发热伴呼吸窘迫；⑤发热伴血流动力学不稳定；⑥发热伴内环境紊乱；⑦发热伴低氧血症；⑧发热伴免疫缺陷性疾病；⑨发热伴多器官损害；⑩发热伴全身皮疹或出血；⑪发热伴基础病，尤其是患有糖尿病者。

三、诊断思路与流程

对大部分发热患者通过仔细询问病史、仔细查体可明确诊断。对小部分患者根据病史和体格检查结果指导选择相关的辅助检查以明确诊断。有少数患者，通过各种检查也难以做出病因诊断，需要继续密切观察其病情变化或按可能性较大的病因进行经验性诊断治疗。

在临床实践中，以发热为主诉就诊者是急诊最常见情况之一，其中以急性发热最常见。引起急性发热的原因很多，绝大多数为感染性发热，以呼吸道、泌尿道和消化道感染最为多见。除需要鉴别这些系统感染性疾病外，还要注意某些急性传染病和其他系统的感染。这些疾病引起的发热常伴有不同的临床表现和相应系统或部位的症状和体征，不难诊断。其中首先要重视脓毒症，这是目前急诊常见的全身性严重感染，其常见致病原有：金黄色葡萄球菌、需氧性革兰阴性杆菌、表皮葡萄球菌、肠球菌、厌氧菌及真菌等。其次要重视结核病、伤寒、副伤寒及少见的人感染猪链球菌病、炭疽等。脓毒症、脓毒性休克和中枢神经系统感染强调早期综合救治。

四、救治原则

救治原则主要是病因治疗。根据热程、热度、年龄及临床表现反映的病情变化作为诊断、评估病情和预后的重要参考。对于低热和中度发热患者，在疾病未得到确诊和有效治疗时，不宜采取解热治疗。即使是高热患者，没有依据诊断感染性发热和诊断未明确前，也不要轻易应用抗菌药和解热药。

（1）对于高危发热患者，收入监护病房加强医疗护理，建立静脉通路，实施气道管理，必要时予以呼吸支持治疗。立即采集血、痰、尿标本进行病原学及相关辅助检查，可疑感染性发热可进行初始经验性抗菌药治疗，尽快根据病原学检查结果针对致病原用药。

（2）对于轻度的局限性细菌或病毒感染患者，可选择院外口服抗菌药治疗。

（3）支持治疗、对症治疗。卧床休息，补充水、电解质，进食清淡饮食，补充营养及对症治疗。高热时可采取物理降温和适当的药物降温。

（4）注意纠正和维护重要脏器的功能。

（5）稳定内环境和进行免疫调理治疗。

（6）防治基础病发作和并发症。

五、注意事项

（1）对复杂发热的患者，若涉及多学科疾病，请相关专科会诊，共同诊治。

（2）部分发热的患者具有传染性，注意做好隔离防护。

（3）交代病情，若发热病因复杂，存在病程和诊疗时间长、费用高甚至难以确诊的可能，应做好记录。

第六节　心　悸

一、病因

常见的心悸病因有 3 个，包括心律失常、心肌收缩力增强和自主神经功能紊乱。

二、诊断思路与流程

应立即评估其神志、呼吸、脉搏、心率、血压、氧饱和度等基本生命体征，面对血流动力学不稳定患者时，需迅速而正确地做出诊断。应注意只有排除器质性病变，才能诊断功能性疾病；只有排除病理性原因，才能考虑生理性原因。诊断思路：询问病史，进行体格检查，尽快明确有无心律失常及性质，明确有无器质性心脏病。

（一）询问病史

应详细了解心悸的诱因、发作持续时间、伴发症状、既往史等。

（1）发作诱因：了解患者发病前有无大量饮浓茶及咖啡、过量吸烟及饮酒等；有无服药史；注意有无外伤、精神刺激等。若心悸多在静息时发生，转移注意力（如聊天、适量运动等）后症状可消失，一般为神经功能紊乱。

（2）发作的频率、病程：了解患者心悸发作为阵发性还是持续性，发作和终止是突然的还是渐缓的，以及整体病史的长短。心律失常如室上性心动过速所引起的心悸多表现为突发突止，此时还应注意患者是否伴有意识改变及周围循环障碍等，以便及时处理。

（3）伴随症状：①伴心前区疼痛，见于急性冠状动脉综合征、心肌炎、心包炎等，亦可见于心脏神经症。②伴发热，见于急性传染病、风湿热、心肌炎、感染性心内膜炎等。③伴晕厥或抽搐，见于高度房室传导阻滞、心室纤颤或室性心动过速、病态窦房结综合征等。④伴呼吸困难，见于急性心肌梗死、心力衰竭、心肌炎、心包积液、肺栓塞、重度贫血等。⑤伴消瘦及出汗，见于甲状腺功能亢进、结核、低血糖发作等。⑥伴贫血，见于多种原因引起的急性失血，同时可伴有出汗、血压下降或休克。慢性贫血所导致的心悸多在劳累后明显。⑦伴失眠、头晕及乏力等神经衰弱，多见于心脏神经症。

（4）既往病史：询问患者有无心血管疾病（如高血压、冠心病、心脏瓣膜病等）、内分泌疾病（甲状腺功能亢进、糖尿病、嗜铬细胞瘤等）、肾疾病（如肾性贫血等）、神经症等。

（二）体格检查

首先进行生命体征和一般检查，然后按照头、颈、胸、腹、四肢等顺序进行检查。

（1）生命体征：监测体温、血压、心率、呼吸、脉搏、氧饱和度等。

（2）头部：是否存在二尖瓣面容、突眼，睑结膜有无苍白，口唇有无发绀等。

（3）颈部：甲状腺大小，有无震颤、血管杂音，有无颈静脉怒张等。

（4）胸部：有无心界扩大，有无病理性杂音等。

（三）辅助检查

（1）测定血常规、血生化、血糖、甲状腺功能等，以明确病因是否为非心血管疾病。

（2）心电图或动态心电图可明确心律失常性质，必要时可行心脏电生理检查以确定心悸是否为心律失常所致。

（3）超声心动图明确有无器质性心脏病并评价心功能。

三、救治原则

明确病因，积极治疗原发病，根据心律失常类型做相应处理，对无心律失常者对症治疗。如属机体对内、外环境突然变化的正常应激反应，无需特别治疗；如属机体神经功能失调所致的心悸，可给予心理治疗；对于病理性原因所致者应积极治疗原发病。

四、注意事项

（1）应仔细询问病史，进行体格检查，以求明确诊断。

（2）注意患者的生命体征情况，及时处理。

第七节　呼吸困难

呼吸困难是指患者主观上感到氧气不足、气急、呼吸费力或呼吸不适，临床表现为呼吸频率、幅度和节律的改变，辅助呼吸肌参与呼吸，严重时可出现端坐呼吸、鼻翼扇动、发绀等症状。

一、病因

临床上以呼吸系统疾病及心源性呼吸困难多见。

二、病情评估与危险分层

（一）病情评估

1. 对于呼吸困难患者

应立即评估神志、呼吸、脉搏、心率、血压、氧饱和度等基本生命体征，迅速进行必要的体格检查，判断并识别有无呼吸停止、气道阻塞、严重低氧血症、心律失常、血流动力学障碍、低血压、休克等危及生命的症状和体征，并立即实施抢救。

2. 尽快完善相关的辅助检查

进行血常规、D-二聚体、电解质检查，血气分析、胸部 X 线检查、胸部 CT 检查、心电图、超声心动图、肺功能检测、纤维支气管镜、支气管造影、肺部血管造影等。

(二) 危险分层

尽早对呼吸困难患者进行危险分层。出现呼吸弱或不规则、严重发绀、氧饱和度极低等危及生命的体征时应评估为极高危，需立即抢救；经抢救生命体征稳定后，给予初步诊断，怀疑为气道阻塞、急性肺栓塞、急性肺水肿、张力性气胸等的患者应评估为高危，需迅速给予相关的检查和对症处理。其他如哮喘、肺心病、肺炎、胸膜炎等生命体征平稳者，可评估为低危，应逐步完善相关检查，进行病因治疗。

三、诊断思路与流程

(一) 呼吸系统疾病

1. 上呼吸道疾病

常见于喉及气管内异物、喉水肿或肿物。有异物吸入史、过敏史等相关病史，表现为吸气性呼吸困难、三凹征，可听见喉鸣音，用喉镜或支气管镜进行咽喉部或支气管上段检查时可发现阻塞性病变或异物。

2. 支气管及肺部疾病

急性支气管炎、肺炎、支气管哮喘、急性肺水肿等，有相关病史，肺部可闻及干湿啰音，胸部 X 线或 CT、血常规检查等可诊断。

3. 肺血管疾病

如急性肺栓塞。多有长期卧床、手术后、持续性心房颤动等病史，突然出现呼吸困难，伴胸痛、咯血等症状，给予 D-二聚体、肺动脉造影等检查可诊断。

4. 其他

如气胸、胸腔积液等，胸部 X 线检查可明确诊断。

（二）心血管系统疾病

1. 急性左心衰竭

常有冠心病、高血压等病史，呼吸困难常于夜间发作，端坐呼吸，咳粉红色泡沫样痰，双肺可闻及干湿啰音，超声心动图、胸部 X 线、心力衰竭标志物脑钠尿肽检查等可诊断。

2. 急性冠状动脉综合征

常伴有心前区或胸骨后压榨样剧痛，心电图可有 ST-T 段缺血性改变，或心肌酶谱有动态变化。

3. 其他

心肌炎、心瓣膜病等。心电图、心肌酶谱、心脏彩色多普勒超声检查等可诊断。

（三）中毒性疾病

包括一氧化碳、有机磷农药、药物中毒等，常有毒物接触史。

（四）血液和内分泌系统疾病

包括重度贫血、糖尿病酮症酸中毒、甲状腺危象等，有贫血、糖尿病、甲状腺功能亢进等相关病史，血常规、血糖、血酮体、甲状腺功能检查等有助于诊断。

（五）神经精神性疾病

包括严重颅脑病变，如出血、肿瘤、外伤史等，常伴有神经系统症状和体征，颅脑 CT、颅脑磁共振成像（MRI）可协助诊断。精神刺激后出现的呼吸困难常为癔症。

四、救治原则

呼吸困难的初始评估和处理主要包括开放气道，听诊呼吸音，观察呼吸模式变化，考虑有无辅助呼吸肌参与，给予心电、血压监护，监测生命体征和氧饱和度，反复评估意识状态，有无心脏、肺部疾病或创伤史。保持充分的通气和氧合，维持血流动力学稳定，及时发现并处理致命性或不稳定性呼吸困难是首要处理原则，继而考虑原发病和相关并发症的处理。

五、注意事项

（1）引起呼吸困难的疾病很多，病因复杂，识别致命性呼吸困难十分重要。
（2）对于呼吸困难患者，注意呼吸的频率、幅度以及节律的变化。

第八节 咯 血

声门以下的呼吸道或肺组织出血，经口腔排出称为咯血。通常大咯血指：每次咯血量>300 mL，或 24 h 内咯血量超过 500 mL。大咯血时血液从口鼻涌出，常可阻塞患者呼吸道，造成窒息死亡。

一、病因

咯血的原因很多，涉及心、肺等多个器官。

二、病情评估与危险分层

（一）病情评估

对于咯血的患者，应立即对其基本生命体征进行评估，尽早识别引起咯血的致命性疾病。

1. 识别危及生命的症状和体征

窒息是咯血患者迅速死亡的主要原因，应及早识别和抢救，如出现下列情况应高度警惕窒息的可能性：明显胸闷、憋气、烦躁、原先的咯血突然减少或停止、喉部作响、呼吸浅快、大汗淋漓甚至神志不清。

2. 尽早完成体格检查

体检重点应放在胸部，注意有无单侧呼吸音减弱和（或）出现啰音，有无局限性喘鸣音，肺野内有无血管性杂音。另外要注意有无杵状指，有无淋巴结肿大等。

3. 了解相关病史

包括此次咯血的量、颜色、性状、发生和持续时间以及有无发热、咳痰、关节痛等伴随症状。注意询问有无长期卧床、骨折、外伤及心脏病史，有无长期吸烟史，既往有无支气管扩张、慢性咯血病史等。

4. 尽快完成相关辅助检查

只要病情允许，对每位咯血者均应进行胸部 X 线检查，对可疑病灶可进一步行胸部 CT 检查。尽早进行痰液、血常规、凝血功能的检查，若病情允许可行纤维支气管镜检查。

（二）危险分层

在病情评估的同时进行危险分层。对存在窒息、出血性休克的症状和体征者应评估为极高危，需立即给予抢救。经抢救生命体征稳定后，应早期进行病因诊断，怀疑急性肺栓塞、肺水肿等的患者应评估为高危，此类患者如不及时给予处理，病情可迅速恶化，危及生命。若考虑为其他疾病，如支气管扩张、支气管肺癌、肺结核等，在短时间内往往不会危及生命，可评估为低危，应逐步完善检查，进行对症处理及病因治疗。

三、诊断思路与流程

（一）排除其他部位出血

根据咯血的表现和特点，排除口腔、鼻咽及齿龈等部位出血和消化系统疾病所致的呕血。

（二）明确病变性质

①发热伴咳嗽、多痰、外周血白细胞和（或）中性粒细胞增高，见于肺部感染性疾病；②低热、盗汗、乏力、结核菌素试验阳性、痰涂片抗酸杆菌阳性或痰培养示结核分枝杆菌、胸部 X 线片有肺部特征性异常表现，见于肺结核；③长期吸烟史、慢性病程、乏力、少量咯血、消瘦、胸部 X 线片提示有占位性病变、纤维支气管镜检查有阳性发现等，见于肺部恶性肿瘤；④急性发病伴流行病学史，多见于传染病；⑤伴心血管症状和体征，见于心脏疾患；⑥伴有肺外症状或其他脏器功能损害，见于结缔组织疾病、免疫性疾病或血液病。

（三）判断严重程度

咯血的严重程度决定于咯血量、速度及持续时间。对咯血量的估计存在一定的困难，因有时其中混入了痰液、唾液，有时患者将其吞入胃内。此外，应注意咯血的严重程度还与患者的年龄、基础状态、基础疾病有关。

四、救治原则

咯血急诊治疗的原则是：①制止出血；②保持呼吸道通畅，防治窒息；③维持患者的生命体征；④进行病因治疗及防治并发症。

五、注意事项

（1）对于咯血患者，注意时刻保持呼吸道通畅，防止窒息。

（2）对于咯血患者，应立即进行生命体征评估，先维持生命体征，后对因治疗。

第三章　心血管系统急症

第一节　概　述

心脏和血管病变的急性发作称为心血管系统急症，包括急性冠状动脉综合征、恶性心律失常、急性心力衰竭、急诊高血压、急性主动脉综合征等疾病，其中以急性冠状动脉综合征最为常见。不论是在发达国家还是发展中国家，心血管疾病引起的死亡在死亡病因构成比中占首位。

心血管系统急症的临床症状具有多样性，如胸痛、憋喘、心慌、呼吸困难、水肿、晕厥等，其他症状还包括咳嗽、头晕或眩晕、上腹胀痛、恶心、呕吐等。多数症状也见于其他系统的急症，需注意仔细鉴别。

一、诊断

心血管系统急症的诊断应根据病史、临床症状和体征、实验室和辅助检查等资料进行综合分析。

（一）病史与症状

详细询问患者的主诉，包括症状出现的诱因、部位、性质、严重程度、持续时间、加重与缓解的因素、与活动和呼吸的关系等；同时询问患者的一般情况、饮食习惯、烟酒嗜好及家族史等信息。

有时女性、糖尿病及老年患者的临床症状并不典型，急诊医生面对这些患者时需格外小心，尽量摒弃病史与症状信息导致的"先入为主"的观念，需要结合体格检查、辅助检查等资料进行综合判断。

（二）体格检查

体格检查对急性心力衰竭、恶性心律失常等疾病具有特异性，但是急性冠状动脉综合征、急诊高血压、急性主动脉综合征的体格检查一般并无阳性发现，如出现阳性体征，需警惕并发症的发生。

1. 望诊

主要观察患者的一般情况、呼吸状况（有无端坐呼吸等），是否存在颈静脉怒张、水肿等。

2. 触诊

主要观察是否存在心尖异常搏动、静脉充盈或异常搏动、肝脾大、下肢水肿等。

3. 叩诊

主要观察是否存在心界增大等。

4. 听诊

主要观察是否存在心音的异常变化、额外心音、心脏杂音和心包摩擦音、心律失常、肺部啰音等。听诊在心血管系统急症的诊断中具有重要价值，急诊医生需要重点掌握心肺听诊技术。

（三）实验室检查

实验室检查包括血、尿常规和多种生化检查，如心肌损伤标志物（肌酸激酶、心肌肌钙蛋白）、脑钠尿肽等对诊断具有重要意义。肌酸激酶和心肌肌钙蛋白对诊断急性心肌梗死具有高度特异性，脑钠尿肽有助于评估心力衰竭的程度。

（四）辅助检查

1. 血压测定

左、右上肢或上、下肢的血压测量有助于急性主动脉综合征的诊断，高血压急症静脉应用降压药物时需密切监测血压，避免过快降压。

2. 心电图检查

分析心率、节律、波形振幅及形态等内容，对诊断各种心律失常、心肌缺血/梗死特异性高，亦有助于提示电解质平衡紊乱，如低血钾或高血钾等。

3. 心脏超声检查

心脏超声具有良好的空间方位性，且能直观显示心脏的结构和运动状态，是评价心脏大小、形状以及功能的主要手段。

4. CT、MRI 检查

冠状动脉 CT 检查可提供动脉粥样硬化斑块的形状、部位、性质等信息，已成为诊断急性冠状动脉综合征的重要无创手段；心脏 MRI 检查可用于识别急性心肌梗死、冠状动脉再灌注后的微血管阻塞以及心肌存活状态。

5. 选择性冠状动脉造影

冠状动脉造影是一种有创性技术，可动态观察冠状动脉狭窄程度及部位、斑块性质等情况，是目前评价冠状动脉病变的主要方法。

二、治疗原则

（一）药物治疗

药物治疗是心血管系统急症首选的治疗方法之一。常用药物包括抗心肌缺血药物、抗血小板药物、抗凝药物、降压药物、抗心律失常药物等。选择药物时需注意药物的起效时间、适应证、禁忌证、毒副作用等，同时个体化治疗也是药物治疗成功的关键。

（二）介入治疗

随着技术的不断完善，介入治疗已经成为心血管系统急症最为重要的治疗手段，极大地改善了患者的预后和生活质量。心血管系统急症常用的介入治疗手段有经皮冠状动脉介入术、临时心脏起搏术、置入式心脏复律除颤器（ICD）等。

（三）外科治疗

外科手术，如冠状动脉旁路移植术等已较少用于心血管系统急症的救治。

第二节　恶性心律失常

一、概念

心律失常是指心脏冲动的频率、节律、起源部位、传导速度或激动次序的异常。心律失常的分类方法繁多，临床上按心律失常时血流动力学是否稳定、循环障碍的严重程度和预后情况，将心律失常分为良性心律失常和恶性心律失常两大类。

恶性心律失常是指在短时间内引起严重血流动力学障碍，导致患者晕厥甚至猝死的心律失常。它是根据心律失常的程度及性质分类的一类严重心律失常，也是一类需要紧急处理的心律失常。

常见的恶性心律失常有：持续性室性心动过速（室速）、心室纤颤（室颤）；QT间期延长综合征伴发的多形性室性心动过速；QT间期正常伴极短联律间期的多形性室速；特发性室颤；Brugada 综合征等。可根据恶性心律失常心室率的快慢，将之分为缓慢性恶性心律失常和快速性恶性心律失常。

（一）缓慢性恶性心律失常

严重的病态窦房结综合征、高度或三度房室传导阻滞。

（二）快速性恶性心律失常

心室扑动（室扑）、室颤、部分不能维持血流动力学稳定和易蜕变为室扑及室颤的室速（例如多形性室速、尖端扭转型室速和双向性室速等）、预激综合征合并心房颤动。

二、病因与发病机制

（一）病因

恶性心律失常的病因主要包括基础性心脏疾病和电生理学机制异常。

（二）发病机制

目前多数人认为快速性恶性心律失常中室速的主要发病机制为折返，其折返环多位于心室，束支折返少见。而心室扑动的主要机制亦为心室肌产生环形激动，其需满足心肌受损、缺氧或代谢失常和异位激动落在易颤期 3 个条件。心室扑动不能持续长久，不及时转复则极易转为心室纤颤。缓慢性恶性心律失常的发病机制多为心脏传导系统受损。

三、临床表现

恶性心律失常为一类短时间内引起血流动力学严重障碍的心律失常，发作时患者的症状与心律失常所导致的血流动力学障碍程度密切相关，而后者又受患者的年龄、有无器质性心脏病、基础心功能状态、心室率等因素影响。

（一）症状

患者可有心悸、胸闷、气短、胸痛、头晕、黑蒙症状；严重者可有晕厥、休克、阿-斯综合征发作症状，甚至猝死。

（二）体征

患者可出现精神紧张、神情淡漠现象，甚至昏迷；血压下降或测不出、脉搏不易扪及，可出现脉搏短绌、交替脉；第一心音强弱不等，偶可闻及大炮音；心律多不齐，心室率多大于 130 次/分或小于 40 次/分，偶在肺底部闻及哮鸣音、湿啰音等。

四、辅助检查

恶性心律失常主要依据的辅助检查为心电图，常见恶性心律失常的心电图特征如下。

（一）心室扑动

（1）无正常的 QRS-T 波群，代之以连续快速而相对规则的大正弦波。

（2）扑动波的频率达到 150~300 次/分，大多数为 200 次/分。

（二）心室纤颤

（1）QRS-T 波群完全消失，出现不规则、形态振幅不等的锯齿样低小波。

（2）频率高达 200~500 次/分。

（三）多形性室速

（1）QRS 波呈室性波形，增宽变形，QRS 波时限>0.12 s，心室频率为 140~200 次/分。

（2）QRS 波形态多变，一般认为连续 5 个或 5 个以上 QRS 波形态不稳定且无明显的等位线和在多个同步记录的导联上 QRS 波不同步，RR 间期相对不整。

（四）尖端扭转型室速

（1）心电图呈室性心动过速特征。

（2）增宽变形的 QRS 波围绕基线不断扭转，主波方向呈正负双向，每出现 3~10 个不同类型的 QRS 波之后就会发生扭转。

（3）多伴有 QT 间期的延长。

（五）双向性室速

（1）心电图呈室性心动过速特征。

（2）增宽的 QRS 波主波方向呈正负交替出现，多见于患者的临终状态。

（六）病态窦房结综合征

（1）非药物引起的显著而持续的窦性心动过缓（心率<50 次/分）。

（2）窦性停搏和窦房传导阻滞。

（3）窦房传导阻滞与房室传导阻滞同时存在。

（4）心动过缓-心动过速综合征。

（七）三度房室传导阻滞

（1）P 波与 QRS 波无关，各自有固定的频率，P 波可位于 QRS 波的前、中、后任何部位。

（2）心房率大于心室率，心室率40~60次/分。

（八）预激综合征合并心房颤动

（1）基础心律为心房颤动，存在 RR 间期绝对不等。

（2）QRS 波时限>0. 12 s，QRS 波前 40 ms 可见预激波，QRS 波形态相对一致。

五、病情评估、危险分层及诊断

恶性心律失常主要通过患者的心电图和临床表现进行诊断。

（一）缓慢性恶性心律失常

即为伴有一过性黑蒙、晕厥或发作性阿–斯综合征的严重的病态窦房结综合征、高度或三度房室传导阻滞。

（二）快速性恶性心律失常

快速性恶性心律失常中的室扑、室颤、尖端扭转型室速、双向性室速及预激综合征合并心房颤动单凭心电图表现即可诊断为恶性心律失常。对于频发室性期前收缩、单行性室速、非特异性的多形性室速则需要结合患者的症状、体征、是否伴发基础心脏病及血流动力学状况进行诊断。一些合并心电不稳定标志的心电图信息的室性心动过速，也可以认为属恶性范畴。例如：急性缺血性 ST–T 段变化、QT 间期延长或缩短、异常 J 波（Brugada 波，缺血性 J 波，巨大 J 波）、异常 T 波（T 波电交替，持续性幼年性 T 波，巨大倒置 T 波，Niagara 瀑布样 T 波）、Epsilon 波、等位性 Q 波等。

（三）鉴别诊断

快速性恶性室性心律失常由于心室率大且 QRS 波宽，临床上常需要与室上性心动过速合并束支传导阻滞或差异性传导所致的宽 QRS 波心动过速进行鉴别诊断。

六、救治措施

（一）紧急救治

该期救治目的为尽快去除导致恶性心律失常的原发病因和诱因，尽快终止心律失常，稳定患者的生命体征。

1. 治疗原发疾病和诱因

如果患者伴有器质性心脏病且其为恶性心律失常的病因，应积极强调原发病的治疗。例如急性心肌梗死患者反复发生室性心动过速伴有血流动力学障碍，应积极开通梗死相关动脉，恢复冠状动脉血流，方能终止室速的发生。某些诱因也可以导致恶性心律失常，例如低血钾或抗心律失常药物所导致的尖端扭转型室速，应迅速纠正低钾，停用抗心律失常药物。

2. 终止心律失常

（1）血流动力学稳定时：可首先应用抗心律失常药物。对于缓慢性恶性心律失常，可应用提高心室率药物，例如静脉应用异丙肾上腺素和阿托品。对于快速性恶性心律失常，可首选静脉应用胺碘酮；异丙肾上腺素适用于获得性 QT 间期延长综合征相关的快速性恶性心律失常和心动过缓所致的尖端扭转型室速而没有条件行心脏起搏者；美托洛尔适用于与交感神经张力增高相关的恶性心律失常。应用时应注意抗心律失常药物所致的抗心律失常作用，一般不联合应用两种抗心律失常药物；若药物无效，应改用电复律。

（2）血流动力学不稳定时：对于缓慢性恶性心律失常患者，应立即行临时起搏器植入术提高心室率，保证心脏射血。对于快速性心律失常患者，如为室颤和无脉性室速，应进行心肺复苏，并应尽快对其实施电除颤，在院外最好在发作8 min内电除颤，院内应该3 min内进行，如用单相波除颤器，应选用360 J能量行紧急电除颤，如果用双相波除颤器，起始推荐能量为150~200 J，第二次以上电击可予以同样能量或加大能量。对于不能转复或者无法维持稳定灌注节律的患者，通过应用呼吸辅助设备改善通气，应用药物肾上腺素、加压素等措施后，再进行一次除颤，如仍未成功可用抗心律失常药物改善电除颤的效果。

（二）后期治疗

该期主要目的为预防恶性心律失常的再次发作，并预防由此而引起的猝死。此期的治疗原则为：基础疾病的治疗、抗心律失常的药物治疗、ICD等。

1. 基础疾病的治疗

对于伴有基础心脏病的患者，如冠心病、心肌病、心瓣膜病，应针对基础疾病进行药物或手术治疗，包括缓解缺血、纠正心功能不全、手术治疗心瓣膜疾病；对于有电解质平衡紊乱和酸碱失衡的患者，特别注意纠正低钾血症和补镁。

2. 抗心律失常药物治疗

此项治疗是当前最为广泛和有效的治疗方法之一。常用利多卡因、普罗帕酮、美西律、胺碘酮、β受体阻断剂等药物治疗快速性室性心律失常；对于缓慢性心律失常，可平日口服氨茶碱或麻黄碱提高心率。

3. ICD及永久起搏器植入治疗

对于药物治疗无效的反复发作的恶性心律失常，ICD为各权威指南推荐的恶性室性心律失常的首选方法，其同时具备起搏和电除颤功能，对持续性反复发生的室速、室扑、室颤具有良好的治疗效果。

第三节　急诊高血压

一、概念

《中国急诊高血压诊疗专家共识》（2020）把急诊高血压分为高血压急症和高血压亚急症。

高血压急症是一种血压严重升高（通常血压>180/120 mmHg）并伴随靶器官急性或进行性功能损害的一种临床危急状态。常见的靶器官受损包括：高血压脑病、颅内出血、急性心肌梗死、不稳定型心绞痛、出现肺水肿的急性左心衰竭、主动脉夹层以及先兆子痫或子痫等。血压高低不是高血压急症的危重指标，靶器官损伤才是急诊高血压诊断的重点。

高血压亚急症是指血压明显升高，无急性或进行性 IE 器官损害，允许在24 h 内将血压降至安全范围。

二、病因与发病机制

（一）病因

高血压急症患者通常有明确的既往高血压病史，多发生于高血压控制不良的患者。既往血压控制良好的患者在遇到应激等情况时，也可出现血压的急剧上升情况。

（二）发病机制

人体对血压的调节精细而复杂，有多种神经、体液及内分泌因素参与。当人体正常的自身调节功能出现障碍时，如各种应激因素导致交感神经兴奋和缩血管活性物质大量释放入血，导致全身血管阻力突然升高和血压升高。进一步导致血管内皮损伤和小动脉纤维蛋白样坏死，引起缺血和诱发血管活性物质进一步释放，形成恶性循环。最终导致心、脑、肾等器官出现缺血低灌注，造成靶器官损伤。

三、临床表现

高血压急症的临床表现与受损靶器官直接相关。如高血压脑病（脑水肿和颅内高压的症状）、急性主动脉夹层（可有剧烈胸痛和休克表现）、急性心肌梗死（不能缓解的心绞痛）、子痫（妊娠妇女出现头晕、头痛，伴发抽搐和昏迷）等。在判断病情时，血压升高的幅度比其绝对值更有意义。

常见高血压急症的临床类型包括高血压脑病、急性冠状动脉综合征、急性血管病、主动脉夹层、急性左心衰竭、先兆子痫或子痫。

四、辅助检查

（一）实验室检查

血常规、尿常规、肝肾功能和心肌酶谱等检查有助于发现相关的危险因素及靶器官损伤。

（二）影像学检查

（1）胸部 X 线检查：可以观察有无肺水肿及心力衰竭表现，注意主动脉的形态。

（2）CT 检查：血压升高伴严重头痛和神志改变，是行颅脑 CT 检查的指征。而对于怀疑主动脉夹层的患者，应立即行 CT 或 MRI 检查以明确诊断。

（三）其他

（1）心电图：可以帮助寻找心肌缺血、心肌梗死的表现，注意动态观察并结合心肌酶谱的变化。

（2）超声检查：心脏超声可以评估患者的心功能；并可以安全地用于孕妇检查和评估胎儿情况。

五、病情评估、危险分层及诊断标准

（一）病情评估

通过病史、体征及辅助检查结果，快速判断有无靶器官损伤，有无危及生命的急诊情况。

（二）危险分层

根据《中国急诊高血压诊疗专家共识》（2020）的建议，进行危险分层。

（三）诊断标准

血压急性升高，通常>180/120 mmHg，并伴随器官损伤。血压升高的程度不作为高血压急症的标志。

六、救治措施

对于初步诊断为高血压急症的患者，建议进入监护病房连续监测各项生命体征。

（一）一般措施

给予患者吸氧及持续心电、血压监护。床头一般抬高40°左右，有脑出血或伴有意识障碍的患者头偏向一侧，防止误吸。

（二）降压控制目标

见表 3-1。

表 3-1　高血压急症的降压控制目标

降压节奏		降压原则
第一目标	0.5~1 h	将血压迅速降低到安全水平，但不超过降压前的 25%（主动脉夹层和急性脑血管病患者除外）
第二目标	2~6 h	当达到第一目标后，应该减慢静脉用药的速度以减慢降压的速度，加用口服降压药，将血压降至约 160/100 mmHg
第三目标	24~48 h	逐渐降低血压以达到正常水平

（三）药物选择

理想的降压药应该降压强力、短效，可以在不降低重要器官灌注量的情况下降低血压，不增加机体的氧耗，无其他特殊不良反应，适用于各类人群。

（四）不同类型高血压急症的救治

高血压急症的相关疾病较多，可结合共识总结的治疗要点，进行治疗。

第四节　急性主动脉综合征

一、概念

急性主动脉综合征是一组包括主动脉夹层、穿透性动脉硬化性溃疡、壁内血肿在内的，有相似临床症状的主动脉疾病。该组疾病的分类、临床症状及治疗相似，故本节主要以主动脉夹层为例进行描述。主动脉夹层是指主动脉腔内血液从主动脉内膜撕裂处进入主动脉中层并使中层分离，沿主动脉长轴方向扩展形成主动脉壁的二层分离，又称主动脉夹层动脉瘤或主动脉壁间动脉瘤。

二、病因与发病机制

（一）病因

具体病因未明，80%以上患者有高血压病史。

（二）发病机制

基本病理特点为囊性中层坏死。主动脉夹层常发生于升主动脉，此处经受血流冲击力最大，而主动脉弓远端病变轻且少。夹层起始于升主动脉的占65%，起始于主动脉弓的占10%，起始于降主动脉的占20%，起始于更远端的占5%。初始内膜撕裂，真腔的血流进入主动脉的中膜或外膜，形成假腔，真假腔间由一内膜片分割。夹层可向近端（逆行）或远端（顺行）扩展，导致主动脉的分支狭窄或堵塞。根据内膜撕裂部位和主动脉夹层分离扩展范围对其进行分型。

三、临床表现

（一）疼痛

夹层分离突然发生时，大多数患者突感疼痛，A 型疼痛多为前胸痛，B 型疼痛多为后背部、腹部疼痛。疼痛剧烈难忍，起病后即达高峰，呈刀割或撕裂样。少数起病缓慢者疼痛可不显著，无痛性夹层仅占 15%。疼痛消失后再复发时要考虑主动脉将要破裂。

（二）高血压

初诊时 B 型患者中 70% 有高血压。患者因剧痛而有休克外貌，焦虑不安、大汗淋漓、面色苍白、心率加快，但血压往往不低，反而升高。如外膜破裂出血则血压降低，不少患者原有高血压，起病后剧痛使血压更高。有 38% 的患者左、右上肢的血压和脉搏不同。

（三）心血管系统症状

夹层血肿累及主动脉瓣的瓣环或者影响瓣叶的支撑时发生主动脉瓣关闭不全，可在主动脉瓣区出现舒张期吹风样杂音，脉压增大，急性主动脉瓣反流可引起心力衰竭。脉搏改变，一般见于颈、肱或股动脉，一侧脉搏减弱或消失，反映主动脉的分支受压迫或内膜片堵塞其起源。胸锁关节处出现波动或在胸骨上窝可触及搏动性肿块。可有心包摩擦音，夹层破裂入心包腔、胸膜腔可引起心脏压塞及胸腔积液。

（四）神经系统症状

15%~20% 的主动脉夹层患者出现神经功能受损。由于夹层分离延伸至主动脉分支颈动脉或肋间动脉，可造成脑或脊髓缺血，引起偏瘫、昏迷、神志障碍、截瘫、肢体麻木、反射异常、视物与二便障碍。2%~7%患者可有晕厥，但未必有其他神经症状。

（五）其他症状

主动脉夹层分离压迫腹腔动脉、肠系膜动脉可引起恶心、呕吐、腹胀、腹泻、黑便等；压迫颈交感神经节引起霍纳综合征；压迫喉返神经致声嘶；压迫上腔静脉致上腔静脉综合征；累及肾动脉可有血尿、无尿及肾缺血后血压升高症状。

四、辅助检查

（一）血、尿常规

可出现白细胞计数轻中度增高，C反应蛋白升高，胆红素和乳酸脱氢酶轻度升高现象，可出现溶血性贫血和黄疸。尿中可有红细胞或肉眼血尿。平滑肌的肌球蛋白重链浓度增加可作为诊断主动脉夹层的生化指标。

（二）心电图

表现为非特异性。病变累及冠状动脉时，可出现急性心肌缺血甚至急性心肌梗死改变，但1/3患者的心电图是正常的。心包积血时可出现类似急性心包炎的心电图改变。

（三）X线检查

胸部X线片见上纵隔或主动脉弓影增大，主动脉外形不规则，有局部隆起。如见主动脉内膜钙化影，可准确测量主动脉壁的厚度。正常为2~3 mm，如增至

10mm 则提示主动脉夹层的可能性大，若超过 10 mm 可肯定为本病。

（四）CT 检查

这是目前最常用于诊断主动脉夹层的方法，其中以多层螺旋增强 CT 效果最好。可显示病变主动脉扩张；发现主动脉内膜钙化，如钙化内膜向中央移位则提示主动脉夹层，向外移位提示单纯性动脉瘤；还可显示主动脉内膜撕裂所致的内膜片。CT 对诊断位于降主动脉的夹层的准确性高于其他部位，但难以判断主动脉瓣关闭不全的存在。

（五）超声心动图

经胸超声心动图诊断升主动脉夹层很有价值，且能识别心包积血、主动脉瓣关闭不全和胸腔积血的并发症，但诊断降主动脉夹层的敏感性低。近年应用经食管超声心动描记术（TEE）结合实时彩色血流显像技术诊断升主动脉和降主动脉夹层，判断主动脉瓣关闭不全和心包积液都有高的特异性及敏感性，判断内膜撕裂、假腔内血栓的敏感性较高。由于其无创，并能在床旁很快完成，可在血流动力学不稳定的患者中进行，敏感性达到 98%，特异性为 63%～96%。

（六）MRI 检查

这是检测主动脉夹层最为清楚的显像方法，敏感性和特异性均高达98%～100%，因而被认为是诊断该病的"金标准"。常被用于血流动力学稳定的患者或慢性患者随访，但检测耗时较长，需要 30～60 min，对急诊和血流动力学不稳定患者不够安全，在植入起搏器和带有人工关节、钢针等金属物的患者中禁忌使用，临床应用受限。

（七）主动脉造影术

选择性地造影主动脉曾被作为常规检查方法，对 B 型主动脉夹层的诊断较准确，但对 A 型病变诊断价值小。该技术为侵入性操作，具有风险性，临床现已少用。

（八）血管内超声（IVUS）

IVUS 直接从主动脉腔内观察管壁结构，能准确识别其病理变化。对主动脉夹层诊断的敏感性和特异性接近 100%。但和主动脉造影同为侵入性的检查，具有一定危险性，临床亦少应用。

五、诊断及鉴别诊断

（一）诊断

结合临床表现与相关辅助检查可做出诊断。如胸痛位于前胸、有主动脉瓣区舒张期杂音或心包摩擦音、右肩血压低、脉搏弱、右颈动脉搏动弱、心电图示心肌缺血或梗死，则提示夹层分离位于主动脉近端；疼痛位于双肩胛骨间、血压高、左侧胸腔积液提示夹层位于主动脉远端。超声心动图、X 线、MRI 检查对确立主动脉夹层的诊断很有帮助，拟做手术者可考虑进行主动脉造影或 IVUS 检查。

（二）鉴别诊断

需要鉴别的疾病有急性冠状动脉综合征、肺栓塞、气胸、无夹层分离的主动脉瘤、无夹层分离的主动脉瓣关闭不全、肌肉骨骼痛、心包炎、纵隔肿瘤、胸膜炎、胆囊炎、脑卒中等。其中急性冠状动脉综合征的鉴别诊断最为重要，但急性冠状动脉综合征开始发病时疼痛不剧烈，逐渐加重，或减轻后再加剧，很少向胸部以下放射，伴心电图特征性表现，可有休克外貌但血压低，也不引起两侧血压不等，平素多有反复心绞痛发作史，以上可资鉴别。

六、救治措施

对任何确诊或可疑该病的患者，应立即住院进入监护室治疗。治疗分紧急治疗和后续治疗两个阶段。

（一）紧急治疗

1. 一般治疗

镇静、制动休息、保持二便通畅、避免情绪激动等。疼痛严重者可给予吗啡类药物镇痛，密切注意神经系统、肢体脉搏、心音等的变化，监测生命体征、心电图、尿量等，采用鼻导管吸氧，避免输入过多液体，以免升高血压及引起肺水肿等并发症。

2. 控制血压及降低心率

血压和心率均参与施加于主动脉壁的剪切力，是主动脉夹层发展的主要因素。联合应用 β 受体阻断剂和血管扩张剂，以降低血管阻力、血管壁张力和心室收缩力，减低左室收缩期主动脉内压力的变化速率，将血压控制在 100~120 mmHg，心率在 60~75 次/分。对于血压正常或偏低患者，应首先排除出血进入心包、胸腔、假腔中的可能。血压下降后，疼痛明显减轻或消失是主动脉夹层停止分离扩展的标志。

3. 对严重血流动力学不稳定患者

应立即行气管内插管，补充血容量。有出血入心包、胸腔、主动脉破裂者给予输血。为排除由于主动脉弓分支阻塞导致的假性低血压，监测两侧上肢血压非常重要。一旦发现心脏压塞，应立即进行胸骨切开外科探查术。在手术前施行心包穿刺引流术可能有害，因为心包内压降低后可引起再出血。

（二）后续治疗

病情稳定后可改用口服降压药控制血压，及时做 CT、TEE 等检查以决定下一步是行外科手术还是介入治疗。

对于主动脉夹层存活患者，β 受体阻断剂和严格控制血压为治疗的基石。无论最初的处理方案如何，应每 6~12 个月进行 MRI 或 CT 复查，检测主动脉内径撕裂的程度及修复的状态。

第四章　呼吸系统急症

第一节　概　述

呼吸系统急症包括呼吸道（鼻、咽、喉、气管、支气管）急症和肺部急症，由于其解剖结构特点，呼吸系统易受疾病侵袭，在急诊科疾病构成中，位居首位。大咯血、气胸、重症哮喘、急性肺栓塞、急性呼吸窘迫综合征、重症肺炎等均是常见的呼吸系统急症。

呼吸系统急症的临床表现主要包括咳嗽、咳痰、呼吸困难、咯血、胸痛等，但也有例外，比如部分肺栓塞患者可因晕厥就诊，并且晕厥可为其唯一的症状；而其他系统急症有时也具有呼吸系统的表现，如急性左心衰竭也可出现呼吸困难、咳嗽，甚至出现咳粉红色泡沫痰；引起胸痛的疾病中，除呼吸系统疾病外，还可见于心源性因素、食管疾患、胸壁疾病、大血管疾病以及纵隔疾病等。

一、诊断

呼吸系统急症的诊断应结合病史、临床症状、体格检查以及实验室检查、影像学检查等进行综合分析，从而得出正确的诊断。

（一）病史与症状

应了解有无与肺部疾病患者的密切接触史、个人史、用药史、家族史等，对咳嗽、咳痰、咯血、气促、喘鸣和胸痛等临床症状的特点进行详细的询问。

（二）体格检查

在进行体格检查时，除对肺部进行仔细的视、触、叩、听外，还应重视肺部疾病的肺外征象，如杵状指、肺性骨关节病、异位性促肾上腺皮质激素增高综合征，以及肺部病变可能作为全身疾病肺部表现所具有的系统性改变。

1. 听诊

确定呼吸音的性质，是否存在异常的呼吸音或附加音及胸膜摩擦音。

2. 视诊

观察患者的呼吸频率、幅度和用力程度，可帮助诊断并了解疾病的严重程度。

3. 触诊

触诊出现胸膜摩擦感有助于胸膜炎的诊断；语颤增强可见于肺炎。

4. 叩诊

气胸时可出现叩诊鼓音，而大量胸腔积液往往为浊音或实音。

（三）辅助检查

1. 实验室检查

（1）血液检查：包括形态学检查和血清免疫学检查。血清免疫学检查有助于确定病原体，并同免疫系统疾病相鉴别。

（2）痰液检查：痰涂片染色可初步判定是否存在细菌感染，如为感染性疾病，则可初步判定是革兰阳性菌还是阴性菌，有助于短期内选择有效的经验治疗方案。而痰培养可进一步确定致病菌，并可进行细菌药物敏感试验，指导临床合理选用抗菌药。

2. 内镜检查

内镜检查在呼吸系统急症的诊断和治疗中具有重要意义，可直接观察病变表面特征，进行组织、细胞学或细菌学检查，达到明确病因、指导治疗的目的；还可应用内镜进行治疗，包括高频电刀、激光、微波等方法。现阶段应用于临床的内镜包括支气管镜、纵隔镜和胸腔镜等。

3. 影像学检查

（1）X 线检查：胸部正侧位片结合胸部透视是胸部疾病最常用的和重要的检查方法，通过动态观察、比较，可在一定程度上判断病情的轻重、疾病的发展过程及其性质。

（2）CT 和 MRI 检查：胸部 CT 可发现和确定病灶的部位、大小、形状、范围、密度，尤其是高分辨率 CT 可显示肺组织的细微结构，对间质性肺病和支气管扩张有较大的诊断价值；CT 结合肺动脉造影可用于确诊肺血栓栓塞症。MRI 对纵隔疾病的诊断有优势，对肺血栓栓塞症也有价值。

4. 放射性核素扫描

放射性核素的肺通气/灌注扫描在诊断亚段以及远端肺栓塞中具有特殊意义。

5. 呼吸功能测定

通过对呼吸功能的测定可了解呼吸系统疾病对肺功能造成损害的性质及程度，指导治疗。

二、治疗原则

呼吸系统急症的治疗原则是保持呼吸道通畅，纠正缺氧和（或）二氧化碳潴留，纠正酸碱失衡，治疗原发病及去除诱因。

（一）一般治疗

（1）建立静脉通路。

（2）吸氧可经鼻导管或面罩给氧，必要时给予机械通气。

（3）保持气道通畅，清除气道内分泌物及异物，必要时快速建立人工气道。

（4）支持治疗，纠正酸碱平衡及电解质平衡紊乱。

（二）原发病治疗

针对原发病的不同病因采取相应的治疗措施，对重症肺炎进行积极的抗感染治疗；去除引起急性呼吸窘迫综合征的肺内、肺外因素。

（三）去除诱因

对支气管哮喘患者应尽量避免接触变应原；手术后患者应尽早下地活动或进行腿部运动，防止形成下肢深静脉血栓，从而引起肺血栓栓塞症。

第二节　重症肺炎

一、概念

重症肺炎是除具有肺炎常见的呼吸系统症状外，还出现呼吸衰竭和其他系统明显受累的表现，需要呼吸支持（呼吸衰竭）、循环支持（血流动力学不稳定）和加强监护及治疗（引起其他器官功能障碍）的危重症。重症肺炎因其病死率高而越来越受到广泛重视。

二、病因与发病机制

多种因素均可导致重症肺炎，包括病原微生物感染、免疫损伤、理化因素以及过敏和药物等，其中以细菌性肺炎最为常见。

三、临床表现

重症肺炎患者除可表现出一般肺炎常有的咳嗽、咳痰、发热、咯血、胸痛、肺实变、胸腔积液等症状和体征外，通常合并急性呼吸衰竭（持续低氧血症、伴或不伴二氧化碳潴留）、休克（低血压、皮肤湿冷、意识障碍、少尿或无尿）、多器官功能障碍（心、肝、肾功能异常）、病情迅速进展恶化等情况。

四、辅助检查

（1）白细胞计数显著升高或降低，伴或不伴细胞核左移。

（2）血生化检查可出现肝、肾功能异常。

（3）血气分析提示呼吸衰竭，伴或不伴二氧化碳游留。

（4）胸部 X 线或 CT 检查显示双侧或多肺叶受累，或入院 48h 内病变扩大≥50%，伴或不伴胸腔积液。

（5）细菌性肺炎患者血清降钙素原（Procalcitonin，PCT）水平往往明显升高，提示严重感染。

五、病情评估、危险分层及诊断标准

（一）诊断标准

肺炎的严重性主要取决于局部炎症的程度、肺部炎症播散和全身炎症反应的程度。虽然当前国际上对于重症肺炎还没有公认的统一诊断标准，但均重视肺部病变的范围、器官灌注情况和氧合状态。

我国重症肺炎诊断标准为出现下列征象中的一项或以上者可诊断为重症肺炎：①意识障碍；②呼吸频率＞30 次/分；③氧分压（PaO_2）＜60 mmHg，PaO_2/FiO_2<300，需行机械通气治疗；④动脉收缩压<90 mmHg；⑤并发感染性休

克；⑥肺部影像学显示双侧或多肺叶受累，或入院48 h内病变扩大≥50%；⑦少尿，尿量<20 mL/h，或<80 mL/4h，或并发急性肾衰竭需要透析治疗。

（二）病情评估与危险分层

美国胸科学会和美国感染性疾病学会提出的肺炎严重程度指数和英国胸科协会提出的 CURB-65 评分等工具也常用于评估肺炎患者的严重程度并借此进行危险分层，指导临床治疗。

六、救治措施

重症肺炎患者病死率较高，需尽早积极处理，要点如下。

（一）纠正低氧血症

用鼻导管、面罩吸氧等措施积极纠正低氧血症，严重时可考虑无创正压通气。对合并意识障碍的患者应注意保护气道，避免误吸，必要时给予气管内插管以行有创机械通气。

（二）休克

对已发生休克的患者应及时处理，进行早期目标导向性治疗，力争达到血流动力学稳定、改善重要脏器血流灌注的目的。

（三）尽早给予经验性的抗感染治疗

早期应选择广谱、强效的抗菌药物以覆盖可能的病原菌，强调足量、联合用药，而后根据治疗情况和病原学结果进行调整。另外还应结合本地区的肺炎流行病学资料、患者的年龄、有无基础疾病、有无误吸、前期用药情况等因素来决定抗菌药的品种、给药方式和疗程。

（四）全身支持疗法，保护重要脏器的功能

如对合并心力衰竭者予以强心药、利尿药；合并肝衰竭者予以保肝、人工肝等处理；出现肾衰竭、高钾血症者给予透析治疗，同时避免使用肾毒性药物。病情相对稳定后应早期进行营养支持。

（五）其他治疗

如气道雾化、促进呼吸道分泌物引流、物理治疗等。

初始治疗后 48~72 h 应对患者病情进行再次评估。有效治疗的反应主要有体温下降、呼吸道症状改善、白细胞计数恢复正常，而胸部病灶的吸收一般出现得较迟。凡症状明显改善者，不一定考虑病原学检查结果，仍可维持原先治疗。症状显著改善后，胃肠外给药者可改用同类或抗菌谱相近或对病原菌敏感的制剂口服给药，采用序贯疗法。

初始治疗 72 h 后症状无改善或一度改善又恶化的情况，应视为治疗无效，其常见原因和处理如下。

（1）药物未能覆盖耐药的细菌，应结合实验室痰/血培养和药物敏感试验结果调整抗感染药物，并重复病原学检查。

（2）对于特殊病原体感染，如分枝杆菌、肺孢子菌、冠状病毒、人禽流感病毒或地方性感染性病原体等，应重新对患者的相关资料进行分析，采取相应检查，必要时采用侵袭性检查技术，明确病原学诊断并调整治疗方案。

（3）出现并发症如脓胸、迁徙性病灶或存在影响疗效的宿主因素（如免疫损害），应进一步检查和确认，给予相应处理。

（4）诊断错误时应重新考虑肺炎的诊断，明确是否为非感染性疾病。

第三节　重症哮喘

一、概念

重症哮喘是指哮喘严重急性发作，经常规治疗后其症状不能改善并继续恶化或伴发严重并发症。重症哮喘是增加哮喘疾病医疗费用的主要因素，也是引起死亡的主要原因。

二、病因与发病机制

哮喘的发生与宿主因素和环境因素有关。易感基因包括辅助型 T 细胞 2（Th2）及其分泌的细胞因子的基因，这些基因可能参与了刺激气道平滑肌和成纤维细胞增殖以及调节细胞因子生成的病理过程。在致病因素作用下，Th2 细胞及其他类型细胞，如嗜酸性粒细胞、肥大细胞等分泌的炎性介质和细胞因子发生趋化、聚集反应，在气道上皮和平滑肌形成炎症浸润灶，致使气道上皮损伤脱落、纤维化以及平滑肌细胞增生，导致气道狭窄，从而对环境和职业性变应原（过敏原）、感染、运动、刺激物、副交感神经刺激以及其他气管收缩刺激物呈高反应状态。

家居和其他环境过敏原参与年长儿和成人哮喘的发生。空气污染虽然是促进哮喘加重的因素，但与疾病进展无明确关系。

（一）高危因素

（1）患者曾有严重哮喘发作或伴发严重并发症史。

（2）年龄及遗传因素。

（3）患者对标准治疗反应差、依从性差等。

（二）诱发因素

（1）呼吸道病毒感染是最常见的诱发或加重因素。

（2）患者短期接触大量过敏原。

（3）糖皮质激素等药物应用不当。

（4）因剧烈体力活动或其他原因致脱水，痰液黏稠形成痰栓，广泛阻塞气道。

在上述诱因出现时，哮喘的病理生理变化特征为引发可逆性气道阻塞和肺通气不均。

三、临床表现

除反复发作性的喘息、气急、胸闷或咳嗽等症状外，重症哮喘患者可出现讲话能力受限，干咳或咳大量白色泡沫痰症状，体检发现患者被迫坐位或端坐呼吸，呼吸浅快，奇脉，心率增快以及血压波动；出现发绀甚至意识障碍等症状。

四、辅助检查

（一）肺功能和动脉血气分析

对于动脉氧饱和度<90%和伴有严重气道阻塞表现的哮喘患者均应行血气分析。肺功能测定则有助于了解哮喘的严重程度。

重症哮喘的肺活量通常<50%预计值，第一秒用力呼气量（第1秒用力呼气容积）（FEV1）<30%预计值，不少患者伴有低碳酸血症。若FEV1继续降低小于15%预计值（FEV1为0.5~1.0 L），则发生CO_2潴留和呼吸性酸中毒。

（二）肺部影像学检查

早期哮喘患者胸部 X 线检查可无异常或呈充气过度征；但胸部 X 线片有助

于发现导致症状恶化的原因，如心力衰竭、肺炎、肺不张、气胸、纵隔气肿、异物或气管狭窄。

CT 检查对重度哮喘的潜在价值较大，可对气道重建进行定性、定量的评价，尤其有助于对重度哮喘患者的分型与治疗应答性进行评价。

五、病情评估、危险分层及诊断标准

（一）病情评估

准确分析病情并作出判断，有助于提高重症哮喘的治愈率。

（二）危险分层

（1）严重哮喘发作患者，经过治疗 4 h 后 FEV1 或呼气峰值流速（PEFR）仍<40%预计值，应予住院治疗。其他需住院治疗的指标包括：①经支气管扩张剂治疗 4 h 效果不佳；②近期内因哮喘发作于急诊就诊或有多次因哮喘发作的急诊就诊史；③近 1 年内有哮喘住院史；④因重症哮喘行气管内插管史；⑤就诊前症状持续时间长；⑥医疗随访条件不良；⑦伴有干扰医疗依从性的精神因素。

（2）全球哮喘防治创议提出当患者若已经处于规范化分级治疗期间，仍应根据治疗后反应进行病情再评估，以调整治疗方案。

（三）诊断标准

1. 哮喘诊断标准

①反复发作喘息、气急、胸闷或咳嗽，多与接触变应原、冷空气、物理及化学性刺激以及病毒性上呼吸道感染、运动等有关；②发作时听诊双肺可闻及散在或弥漫性的以呼气相为主的哮鸣音，呼气相延长；③上述症状和体征可经治疗缓

解或自行缓解；④除外其他疾病所引起的喘息、气急、胸闷和咳嗽。

2. 临床表现不典型者

如无明显喘息或体征，应至少具备以下一项试验阳性：①支气管激发试验或运动激发试验阳性；②支气管舒张试验阳性，FEV1 增加≥12%，且 FEV1 增加绝对值≥200 mL；③PEFR 3 日内（或 2 周）变异率≥20%。

六、救治措施

（一）雾化疗法

雾化吸入药物可改善重症哮喘患者的气道顺应性，使黏液溶解，易于排出。进行机械通气的患者，通过人工气道雾化吸入相关药物，可提高临床疗效。雾化吸入的药物有：吸入型 β_2 受体激动剂，如沙丁胺醇等；吸入型糖皮质激素，如布地奈德雾化混悬液；抗胆碱能药，如异丙托溴铵；祛痰剂，如溴己新、氨溴索等。雾化吸入 β_2 受体激动剂常作为治疗急性重症哮喘发作的一线药物。

（二）糖皮质激素

糖皮质激素是重症哮喘治疗的首选。为了尽早取得血清有效药物浓度，多数主张采用静脉途径给药。若治疗有效，可将剂量逐渐减少。病情稳定后可序贯改为口服激素治疗，直至 FEV1 或 PEFR 达 60%~70%预计值。

（三）茶碱

主要用于重症哮喘患者，或经 β_2 受体激动剂、糖皮质激素和抗胆碱能药联合应用仍无效的患者。使用过程中监测血药浓度有助于减少毒副作用的发生。

（四）无创机械通气

无创机械通气在重症哮喘伴急性呼吸衰竭中的应用渐趋增多，能够减少对气管内插管机械通气的需求。

（五）有创机械通气

经积极治疗仍持续恶化者为相对指征，严重低氧血症和精神状态急剧恶化为气管内插管通气的绝对指征。当确有气管内插管需要时，应避免延误治疗时机。值得注意的是气管内插管可加重气道痉挛，正压通气会显著增加气压伤和循环衰竭的危险。在应用呼吸机治疗重症哮喘时，应严密观察患者病情，根据具体情况及时调整呼吸机通气模式与参数。

（六）治疗后再评估

动态监测生命体征和经皮氧饱和度；进行 X 线检查，必要时行肺部 CT 检查；进行动脉血气分析；等等。

第四节　气　胸

一、概念

气胸是指潜在的胸膜腔内存在气体，改变了正常的胸膜腔内负压状态。气胸是急诊常见的病症，通常分为：自发性气胸、创伤性气胸和医源性气胸。本节主要介绍自发性气胸和医源性气胸。

二、病因与发病机制

(一) 自发性气胸

1. 原发性自发性气胸

多见于瘦高体型的男性青壮年。病理可见胸膜下肺大疱，多在肺尖部，与吸烟和小气道炎症有关，也可能与非特异性炎症瘢痕或弹性纤维先天发育不良有关，有研究发现有家族性发作史。肺尖部的囊泡或胸膜下肺大疱破裂造成气胸，未行手术情况下常有复发，首次发作后 2 年内复发率约为 25%，6 年内复发率为 50%。

2. 继发性自发性气胸

多见于有基础肺部病变者，由于病变引起细小支气管不完全阻塞，形成肺大疱，如肺结核、慢性阻塞性肺疾病、肺癌、尘肺、肺间质性疾病、先天性黏液稠厚症等。发病时肺部疾病引发肺泡压力骤然增高，如剧烈咳嗽等可导致肺大疱破裂而引发气胸。

3. 其他

包括月经性气胸，仅在月经来潮前 24~72 h 内发生，气胸一般可自行吸收，其病理机制可能与胸膜上有异位子宫内膜破裂有关。

(二) 医源性气胸

医源性气胸主要由诊断性或治疗性操作引起，如胸腔穿刺、胸部组织活检、锁骨下深静脉穿刺等，机械通气特别是呼气末正压通气（PEEP）偶可引发气胸。

三、临床表现

自发性气胸有两个典型的临床症状：胸痛和呼吸困难，常伴有不同程度的咳嗽，有撕裂样胸痛，呼吸困难程度可因气胸量的多少而轻重不同。查体表现为患侧呼吸动度减弱、语音震颤减弱、叩诊鼓音、听诊发现呼吸音减弱。呼吸困难严重者还可并发心动过速、烦躁不安及发绀，严重者可引发急性呼吸衰竭（张力性气胸），伴有低血压甚或休克表现者要警惕自发性血气胸的存在。

机械通气造成的气胸表现为人工通气状态下氧饱和度突发降低并呈进行性下降，提高吸氧浓度无改善，气道压力增高，甚至合并血流动力学不稳定，也可并发皮下气肿或纵隔气肿，此时叩诊和听诊的体征常不典型。

四、辅助检查

怀疑自发性气胸时，胸部 X 线片常是诊断时不可缺少的检查，吸气相直立位正位胸片更为清楚，胸片可见肺上野或外侧野无纹理而肺有压缩，有条件应同时行肺部 CT 检查以明确诊断。治疗过程中复查 CT 有助于观察肺复张的情况，对于指导拔出胸腔闭式引流管有很好的帮助。

对于胸腔内气体所占的体积应做评估。肺压缩若占一侧肺野的 1/3，则有 50% 的肺组织萎陷；肺压缩若占全肺野的 1/2，则有 75% 的肺组织萎陷。

医源性气胸由于麻醉或不能脱机的原因往往不能做 CT 扫描，主要通过人工监测氧饱和度和气道压力增高来判断，条件允许时可摄床旁 X 线片辅助诊断。

五、救治措施

吸氧、抗感染及镇痛是气胸发生后的基本治疗方式。气胸量小于 30% 的患者可暂时留院观察；自发性气胸积气量少的患者，一般不需特殊处理，胸腔内积气一般可在 1~2 周内自行吸收；气胸量大于 30% 的患者需行胸腔穿刺或胸腔闭式引流术；自发性气胸复发的患者可考虑胸腔镜下行胸膜修补术或胸膜粘连术。

发现机械通气造成的气胸后应立即调整机械通气模式，减少或取消呼气末正压或改用无创通气，同时积极做胸腔闭式引流。

第五章　消化系统急症

第一节　概　述

消化系统急症包括食管、胃、肠、肝、胆、胰以及腹膜、肠系膜、网膜等脏器的急症，在急诊科疾病构成中，其发生率仅次于呼吸系统急症和心血管系统急症。消化道出血、急性胰腺炎、急性肝衰竭、胃肠穿孔致急性腹膜炎、急性肠系膜动脉血栓形成等均是常见的消化系统急症。

消化系统急症的临床表现有恶心、呕吐、呕血、黑便、腹痛、腹泻等，但也有例外，比如自发性食管破裂常有胸骨后疼痛症状，急性胆囊炎常合并背痛，急性胰腺炎合并胰性脑病产生的精神症状等；而许多其他器官疾病常有消化系统的表现，如急性下壁心肌梗死常合并恶心、呕吐、上腹痛，腹主动脉瘤破裂和急性铅中毒常合并腹痛等，需注意鉴别。

一、诊断

尽管实验室检查、影像学检查在消化系统急症的诊断中起到了关键性的作用，但是病史、症状、体征仍十分重要，在全面分析这些资料的基础上，才能有针对性地选择恰当的辅助检查方法，达到既能准确进行早期诊断，又能减少检查给患者带来负担的目的。

（一）病史与症状

病史采集务求细致，要尽可能了解症状出现的诱因、起病情况、发病经过、部位、性质、程度、持续时间、加重和缓解的因素，以及伴随症状、既往有无类似发作、是否就医、平时是否吃药、家人是否有类似症状。同时，患者的一般情况、饮食习惯、烟酒嗜好、接触史及家族史等具有一定的参考价值。

（二）体格检查

1. 全身情况

主要重视腹部体格检查，也要结合全身情况。

2. 触诊

强调触诊在消化系统急症诊断中的重要地位。

3. 视诊

突出皮肤黏膜改变对消化系统急症诊断的意义，如蜘蛛痣、肝掌提示肝疾病。

4. 听诊

肠鸣音有助于判断肠梗阻、肠麻痹。

5. 叩诊

对消化系统急症诊断价值相对较小。

（三）辅助检查

1. 实验室检查

（1）粪便常规检查：为消化系统急症的诊断提供重要线索，必要时可考虑进行粪便培养和药物敏感试验。

（2）血液检查：血常规、凝血功能、肝肾功能、血生化、血糖、血淀粉酶、红细胞沉降率、乙肝五项。

（3）心梗三项、育龄期妇女人绒毛膜促性腺激素检查：对于诊断和鉴别诊断具有重要意义。

（4）其他：尿淀粉酶、腹水检查，脱落细胞学、胆碱酯酶等。

2. 内镜检查

内镜检查在消化系统急症的诊断与治疗中具有重要意义。通过内镜检查可以直接观察消化道腔内的各类病变，并可取活检。对于上消化道出血的患者也可以行急诊胃镜下止血。

3. 影像学检查

（1）超声检查：腹部超声对腹部疾病的诊断具有重要价值，对于急性阑尾炎、妇科疾病等也有鉴别诊断价值，缺点是胃肠道容易积气，有一定的局限性。

（2）X 线检查：立位腹部 X 线摄片是诊断胃肠穿孔的有效手段。

（3）CT 和 MRI 检查：腹部 CT 平扫以及增强扫描是目前诊断难以确诊的腹痛的必要检查，可以直观地发现腹部微小病灶，在急诊中对于肝疾病、胰腺疾病分期、胆系病变及空腔脏器变化有确切的价值，MRI 对占位性病变的诊断有优势。

二、治疗原则

消化系统急症涵盖的疾病众多，且其病因、发病机制及病理生理过程各有不同，治疗各异，但亦有一定共同点。消化系统急症的治疗方式主要有一般治疗、药物治疗、侵入性治疗等。

（一）一般治疗

1. 输液

建立静脉通路。

2. 禁食

消化道出血、胰腺炎等疾病应暂禁饮食。

3. 胃肠减压

胰腺炎常行胃肠减压。

4. 液体复苏

维持水、电解质及酸碱平衡。

（二）药物治疗

1. 对症治疗

纠正贫血、低蛋白血症，改善患者的凝血功能。

2. 对因治疗

如对急性胃肠道炎症、胆系炎症应用抗菌药，对消化道出血应用止血药、抑酸剂、生长抑素等。

（三）侵入性治疗

1. 止血

内镜下止血。

2. 介入栓塞术

对于消化道大出血，如果药物保守治疗的效果差，可考虑行介入栓塞术。

3. 外科手术

急性重型胰腺炎合并腹腔高压可选择开腹减压术，对急腹症患者应视病因适时进行剖腹探查。

第二节　消化道出血

一、概念

消化道出血是由多种原因引起的临床综合征。根据出血部位分为上消化道出血和下消化道出血。上消化道出血指屈氏韧带以上的消化道，包括食管、胃、十二指肠和胰、胆等部位的出血，胃空肠吻合术后吻合口附近的疾患出血亦属此范围。下消化道出血指出血部位在屈氏韧带以下的空肠、回肠、结肠及直肠部位的出血。根据失血量与速度可将消化道出血分为慢性隐性出血、慢性显性出血和急性出血，其中在短时间内失血量超过 1000 mL 或循环血容量减少 20% 以上的出血称为急性大出血，其死亡率约为 10%，需要及时抢救。

二、病因与发病机制

消化道出血的病因包括消化道溃疡、炎症、肿瘤、机械性损伤等，也可因邻近器官病变以及全身性疾病累及消化道所致。

三、临床表现

消化道出血的临床表现与出血病变的部位、性质、出血速度及失血量、患者年龄、有无重要伴发病等全身情况相关。

（一）呕血、黑便和便血

出血病变部位在上消化道时，常表现为呕血。如出血速度快且出血量多时，呕血的颜色为鲜红色；如出血后血液在胃内潴留时间长，呕吐物呈咖啡色；黑便或柏油样便常提示上消化道出血；如出血病变部位在十二指肠且出血速度过快时，粪便颜色可呈紫红色。左半结肠及直肠出血时，粪便为鲜红色。空肠、回肠及右半结肠病变引起小量渗血时，可表现为黑便。

（二）失血性周围循环衰竭

周围循环障碍的临床表现取决于出血速度和出血量，出血量小于 400 mL 时可无临床症状，超过 400 mL 时，可出现周围循环障碍的临床症状。失血量过大、出血不止或治疗不及时可引起急性周围循环衰竭，临床上表现为头昏、心悸、口渴、黑蒙或晕厥；皮肤灰白、湿冷；脉搏细速、心率快、血压低，甚至休克；乏力，进一步可出现精神萎靡、烦躁不安，甚至反应迟钝、意识模糊。老年人如合并其他慢性疾病，即使出血量不大，也可引起多器官衰竭，增加死亡风险。

（三）贫血

急性大量失血后均有失血性贫血，表现为正细胞正色素性贫血。在出血的早期，血红蛋白浓度、红细胞计数与血细胞比容可无变化，多在 3~4h 后才出现贫血。失血会刺激造血系统，血细胞增殖活跃，外周血网织红细胞增多。

（四）发热

大量出血后，多数患者出现低热症状，持续数日到 1 周后降至正常，其原因可能和周围循环衰竭导致体温调节中枢的功能障碍等因素有关。

（五）氮质血症

可分为肠源性、肾前性和肾性 3 种。肠源性氮质血症是指上消化道大量出血后，血红蛋白的分解产物在肠道被吸收，以致血中氮质水平升高，一般于出血后 24~48h 达到高峰，3~4 天内降至正常。肾前性氮质血症是指由于失血性周围循环衰竭而造成肾血流量暂时性减少，肾小球滤过率和肾排泄功能降低，以致氮质潴留，在纠正低血压、休克后，血中氮质水平可迅速降至正常。肾性氮质血症是指在原有肾损害的基础上，失血加重肾衰竭，临床上表现为少尿或无尿。

（六）低蛋白血症

失血量大时常合并大量血浆蛋白丢失，如不及时补充血浆蛋白，或过多补充水分及晶体液，临床上表现为低蛋白血症。

四、辅助检查

（一）血、尿、粪便检查

血常规检测指标包括血红蛋白水平、平均红细胞体积、血小板计数等，急性失血后血红蛋白含量变化与出血量、出血速度、补液量有密切关系。尿常规：消化道出血并尿隐血阳性提示全身疾病，尿蛋白增多提示出血热等感染性疾病，尿胆原增加提示溶血性疾病或有肝疾病。

（二）X 线检查

包括口服钡剂消化道造影和钡剂灌肠造影。

（三）体外超声检查

对消化道出血部位的诊断价值不大，但对腹部血管病变导致的出血和门静脉高压有意义。

（四）急诊消化道内镜检查

能够早期发现病变，早期止血。

（五）CT、MRI 和放射性核素扫描

其中放射性核素扫描对确定胃肠道出血相当敏感，但定位的精确性有限，因此常作为选择性腹腔内脏动脉造影前的筛选手段。

（六）介入性血管造影

对于急诊手术前定位诊断很有意义，也可以经动脉导管注入药物或者置入弹簧圈等控制出血。

五、病情评估、危险分层及诊断

根据出血量的大小和出血速度的不同，消化道出血的表现形式多样。

（一）消化道出血的识别

一般情况下，呕血和黑便常提示消化道出血，但应该排除其他疾病导致的上述症状，如鼻出血，拔牙后出血并咽下，肺结核、支气管扩张咯血等，服用铋剂、某些中药或动物血液也可出现黑便。

（二）　出血严重程度估计和周围循环状态的判断

临床上精确估计出血量比较困难，一般认为每日出血量>5 mL 时，粪便隐血试验呈阳性反应；每日出血量>50 mL 时，可表现为黑便；一次出血量< 400 mL 一般无全身症状；出血量>500 mL 且速度快时，患者可有头晕、乏力、心动过速和低血压表现。

（三）　出血是否停止的判断

有以下临床表现者考虑有继续出血或再出血，需及时处理：①反复呕血，甚至呕血转为鲜红色，黑便次数增多，排出暗红或鲜红色血便，伴有肠鸣音亢进；②周围循环衰竭的表现经治疗未见明显改善，或虽有好转而又恶化，经积极补液中心静脉压仍不稳定；③红细胞计数、血红蛋白含量与血细胞比容持续下降，网织红细胞计数持续增高；④在补液与尿量足够的情况下，血尿素氮持续或再次升高。

（四）　消化道出血严重程度分级

根据患者的一般情况和出血量大小，将消化道出血分为轻、中、重度三级。

（五）　对出血预后的判断

根据患者的年龄、临床表现、病变的具体情况、有无伴发病等情况，判断患者消化道出血的预后情况。凡是年龄超过 60 岁，伴有重要器官疾病、休克、血红蛋白浓度低、需要输血者，再出血的风险增高；无肝、肾疾病患者的血尿素氮或血清转氨酶升高者，死亡率增高。Rockall 评分系统将上消化道出血分为高危、中危和低危，计分≥5 分者为高危；3~4 分者为中危；0~2 分者为低危。

六、救治措施

(一) 一般治疗

卧床休息；严密监测患者生命体征；活动性出血患者需插胃管，便于胃腔内注药及观察出血量；保持静脉通路通畅，必要时测定中心静脉压；保持呼吸道通畅，避免呕血时引起患者窒息。大量出血者宜禁食，少量出血者可适当进流质饮食。多数患者在出血后有发热症状，且并非由于感染所致，一般不使用抗菌药。静脉曲张破裂患者出血时多伴有细菌感染，需常规预防，应用抗菌药。

(二) 补充血容量

及时补充和维持血容量，改善周围循环，防止微循环障碍引起脏器功能障碍。对急性消化道大出血患者，需立即查血型和配血，尽快建立有效的静脉通路；在配血过程中，可先输平衡液或生理盐水。

下列情况为紧急输血指征：①收缩压<90 mmHg 或较基础血压降低超过30 mmHg；②血红蛋白<70 g/L，血细胞比容<25%；③失血性休克。以下指标表明输液量已足够：①意识恢复，四肢末端由湿冷、青紫转为温暖、红润，肛温与皮温差值减小（<1℃）；②脉搏由快弱转为正常有力；③收缩压水平接近正常；④脉压大于30 mmHg；⑤尿量>25 mL/h；⑥中心静脉压在 8~12 cmH_2O。

(三) 上消化道大出血的治疗

上消化道出血的常见病因是十二指肠溃疡、胃溃疡和食管胃底静脉曲张。多数患者首诊于急诊科，常以周围循环障碍的临床表现就诊，因此，正确、迅速、合理地诊断，并对患者进行评估、治疗和管理非常重要。

1. 胃内降温

通过胃管以冰盐水反复灌洗胃腔使胃降温，促进血管收缩、血流减少，胃分泌和消化受到抑制，出血部位纤溶酶的活力减弱，达到促进止血的目的。

2. 全身性止血及口服止血剂

①促进凝血的药物如维生素 K、酚磺乙胺（止血敏）等；血管活性药如去甲肾上腺素、垂体后叶素等；抗纤溶药物如巯嘌呤、氨甲环酸等。②凝血酶制剂、降纤酶等。③消化性溃疡的出血是黏膜病变出血，采用血管收缩剂如去甲肾上腺素口服，可使出血的小动脉强烈收缩，达到止血的目的。此法不主张在老年人中使用。

3. 抑制胃酸分泌和保护胃黏膜

可使用 H_2 受体阻断药，最好是质子泵抑制剂，常用的质子泵抑制剂包括奥美拉唑、雷贝拉唑、泮托拉唑等。

4. 内镜下止血

内镜下止血具有快速、准确、对机体损伤小等优点，只要患者病情允许，应将其作为首选的治疗方法。

5. 介入放射治疗

常用选择性血管造影及栓塞治疗。

6. 食管静脉曲张破裂出血的非外科手术治疗

①气囊压迫：一种有效但仅是暂时控制出血的非手术治疗方法。②经颈内静脉门腔分流术。③药物治疗：主要目的在于降低门静脉压力，使出血处血流量减少，为凝血过程提供了条件，从而止血。药物治疗不仅对静脉曲张破裂出血有效，而且对溃疡、糜烂、黏膜撕裂也同样有效。可选用的药物有血管收缩剂和血管扩张剂两种。血管收缩剂包括生长抑素及其衍生物和加压素及其衍生物。血管

扩张剂包括非选择性 β 受体阻断药普萘洛尔、纳多洛尔和硝酸酯类血管扩张剂硝酸甘油等。④内镜下硬化剂注射和套扎术。

（四）下消化道出血的治疗

基本措施是补充血容量，纠正血容量不足引起的休克；再针对下消化道出血的病因及部位做出相应治疗。内镜下止血是下消化道出血的首选方法。

（五）手术处理

1. 食管胃底静脉曲张破裂出血

采取非手术方法治疗，如输血、药物止血、三腔二囊管压迫止血、硬化剂及栓塞仍不能控制出血者，应行紧急静脉曲张结扎术以止血，但出血复发率较高。由严重肝硬化引起该病的患者可考虑肝移植术。

2. 溃疡病出血

当上消化道持续出血超过 48 h 仍不能停止者；24 h 内输血 1500 mL 仍不能纠正血容量，血压不稳定者；保守治疗期间发生再出血者；内镜下发现有动脉活动性出血且止血无效的患者，应尽早行外科手术。

（六）病因治疗

针对导致消化道出血的病因采取相应的治疗是止血的基础，应做到早发现、早诊断、早治疗。

第三节　急性胰腺炎

一、概念

急性胰腺炎是由于多种原因导致胰酶异常激活，继而出现以胰腺组织炎症反应为主要特征，伴有或不伴有全身其他器官功能病变的疾病。临床表现差异较大，总体病死率为 5% ~ 10%。

二、病因与发病机制

（一）病因

在我国，胆石症仍然是急性胰腺炎的主要发病原因，高脂血症、过量饮酒等原因次之。近年由高脂血症引起的急性胰腺炎呈上升趋势，随着逆行胰胆管造影和其他操作的增多，由此诱发的急性胰腺炎的发病率也在增加。在国外，过量饮酒是胰腺炎的主要发病原因。

（二）发病机制

各种致病因素使胰腺细胞受损，释放出溶酶体水解酶，此酶激活胰蛋白酶原、磷脂酶 A、弹性蛋白酶和激肽释放酶，由此导致胰腺血管受损、通透性增加，胰腺坏死等问题。

三、临床表现

（一）症状

1. 腹痛

这是急性胰腺炎的主要症状，大多腹痛剧烈，呈急性持续性发作，位于左上腹部和胃脘部，由胆源性因素引起时表现为右上腹痛，部分可放射至背部。腹痛早期常合并恶心、呕吐现象，但呕吐并不能缓解腹痛。

2. 发热、黄疸

胆源性胰腺炎可出现发热和黄疸。发热既可是急性胰腺炎时的全身炎症反应综合征（SIRS），也可是胆管炎引起的表现。

（二）体征

轻度急性胰腺炎，仅为局限于上腹部的压痛；重度急性胰腺炎时，压痛范围广或延及全腹，有肌紧张、反跳痛。此外，可出现腹腔移动性浊音阳性，肠鸣音减弱或消失，腰部皮肤水肿、发红、有压痛，腰部、季肋部和下腹部皮肤出现大片青紫色斑，脐周皮肤大片青紫色斑。

（三）腹腔间隔室综合征

腹部持续高度膨胀，腹腔压力出现稳定性升高，伴发多器官功能障碍。

四、辅助检查

（一）酶学检查

酶学检查是急性胰腺炎诊断的主要依据。血清、尿淀粉酶测定是酶学检查中常用的诊断方法。血清淀粉酶在发病数小时内开始升高，24 h 达到高峰；尿淀粉酶在 24 h 开始升高，48 h 达高峰，下降缓慢，1~2 周后恢复正常。血清、尿淀粉酶高于正常值 3~4 倍可作为诊断标准。淀粉酶恢复正常反映急性胰腺炎病情稳定；当淀粉酶持续升高时，反映急性胰腺炎病情仍在发展；当淀粉酶降而复升时，反映急性胰腺炎病情有反复或出现并发症。血脂肪酶测定的特异性、敏感性、准确性比淀粉酶高，且持续时间长。

淀粉酶和脂肪酶升高的程度与病情严重程度不呈相关性，患者是否开放饮食也不能单纯根据酶学检查结果是否正常确定，应综合判断。

（二）血清标志物

1. C 反应蛋白（C-reactive Protein，CRP）

CRP 是反映胰腺病情的指标，发病 72 h 后 CRP>150 mg/L 时提示胰腺组织坏死。

2. 血清 IL-6

动态测定血清 IL-6 对预后有判断价值，血清 IL-6 水平持续增高提示预后不良。

（三）影像学检查

1. 超声检查

腹部超声检查可以初步判断胰腺组织形态学变化、有无肿大及胰周积液等，同时有助于了解胆道部位有无疾病。由于胃肠道气体干扰，其准确性受到一定影响。

2. CT 增强扫描

CT 增强扫描提供了胰腺的坏死范围及胰周炎症反应范围、积液情况等有价值的信息，对其并发症如胰腺脓肿、假性囊肿等也有诊断价值。但发病早期的 CT 检查会低估病情的严重程度，待发病 1 周左右重复上腹部 CT 增强扫描检查，诊断价值更高，且根据病情需要，每周检查 1 次。按照改良 CT 严重度指数，急性胰腺炎的反应分级为：正常胰腺（0 分），胰腺和（或）胰周炎性改变（2 分），单发或多个积液区或脂肪坏死（4 分）。胰腺坏死分级为：无胰腺坏死（0 分），坏死范围≤30%（2 分），坏死范围>30%（4 分）。胰腺外并发症包括胸腔积液、腹水、血管或胃肠道病变等。

3. MRI 检查

可提供与 CT 相同的诊断信息。磁共振胰胆管成像（MRCP）对显示胆总管的小结石、胆总管有无扩张、胰胆管有无异常有一定优势。

五、危险分层及诊断标准

（一）危险分层

依据同一时段内局部或全身影响因素的组合，按照病情轻重急性胰腺炎分为 4 级，不同级别的并发症发生率及死亡率差距很大。入院时注意重症危险因子，包括高龄、肥胖、器官衰竭、胸腔积液和（或）渗出等。具有上述特征者需直接住入重症监护病房。胰腺炎危险分层情况具体如下。

1. 轻度急性胰腺炎

具备急性胰腺炎的临床表现和生物化学改变，不伴有器官衰竭及局部或全身并发症。Ranson 评分<3 分；急性生理和慢性健康评估（APACHE）评分<8 分；急性胰腺炎严重程度床旁指数（BISAP）<3 分；改良 CT 严重度指数（MCTSI）<4 分。病死率极低。

2. 中度急性胰腺炎

具备急性胰腺炎的临床表现和生物化学改变，伴有一过性的器官衰竭（48 h

内可自行恢复），或伴有局部或全身并发症而不存在持续性器官衰竭（48 h 内不能自行恢复）。Ranson 评分 ≥ 3 分，APACHE 评分 ≥ 8 分，BISAP ≥ 3 分，MCTSI≥4 分。

3. 重度急性胰腺炎

具备急性胰腺炎的临床表现和生物化学改变，同时伴有持续性的器官衰竭（大于 48 h，不能自行恢复的器官衰竭）。

4. 危重急性胰腺炎

具备急性胰腺炎的临床表现和生物化学改变，同时有持续性器官衰竭和局部或全身并发症。

（三）诊断标准

临床上符合以下特征中的两项即可诊断：①急性、突发性、持续性、剧烈的上腹部疼痛；②血清淀粉酶和（或）脂肪酶活性>正常上限 3 倍；③CT 增强和（或）MRI 或腹部超声检查呈急性胰腺炎影像学特征改变。对急性胰腺炎不仅要做出疾病诊断，还要尽可能地进行病因诊断、严重程度诊断以及有关并发症的诊断。

六、救治措施

（一）快速检查

快速的早期检查要包括以下内容：①血常规，常提示白细胞增加、中性粒细胞增高；②血清和尿淀粉酶；③血三酰甘油、肝肾功能、血糖、血钙，有助于寻找病因和判断病情；④心电图、腹部超声、胸部和立位腹部 X 线片。此外，进一步的检查包括上腹部 CT 及 MRI 检查，一旦确诊急性胰腺炎要立即住院治疗。

（二）监测

对中重度急性胰腺炎实行 24 h 生命体征监测、24 h 尿量和出入量记录，必要时需监测中心静脉压（Central Venous Pressure，CVP），定期进行血气分析。

（三）非手术治疗

1. 禁食

进行持续性的胃肠减压，防止呕吐，减轻腹胀。

2. 补液

快速建立静脉通路，补充液体、电解质，可首先给予平衡液。

3. 抑制胰液分泌

H_2 受体阻断药（如雷尼替丁）、质子泵抑制剂（如奥美拉唑）因抑制胃酸而间接抑制胰液分泌；生长抑素及类似物通过直接抑制胰腺外分泌而发挥作用；胰蛋白酶抑制剂（乌司他丁、加贝酯等）能够广泛抑制和急性胰腺炎发展有关的胰蛋白酶、弹性蛋白酶、磷脂酶 A 等的释放及其活性，还可稳定溶酶体膜、改善胰腺微循环、减少并发症，可早期使用。

4. 镇痛解痉

镇痛药（如哌替啶）可使患者缓解疲劳，减少体力消耗。禁用吗啡等引起奥狄括约肌痉挛的药物。

5. 营养支持

对于轻症者，仅需暂时禁食，给予胃肠道外全面营养，待腹痛消失，无腹胀、呕吐，经口给予清淡流质饮食；对于重症者，疾病早期给予胃肠道外全面营养，并在数天后，当胃肠动力恢复时经鼻空肠营养管给予肠道营养；对于高脂血症者，应限制其对脂肪类物质的摄入量。

6. 抗菌药的应用

对非胆源性轻度急性胰腺炎患者，早期不主张使用抗菌药；对胆源性和中重度急性胰腺炎患者，要使用针对革兰阴性菌和厌氧菌的抗菌药，使用疗程为 7~14 天。

7. 改善胰液微循环

应用低分子量右旋糖酐和中药复方丹参注射液。

8. 中药治疗

单味中药（如生大黄、芒硝）、复方制剂（如清胰汤）被证明有效。

(四) 脏器功能支持

1. 早期液体复苏

主要分为快速扩容和调整体内液体分布两个阶段，必要时使用血管活性物质，液体种类包括平衡液、0.9%氯化钠溶液和胶体物质。

2. 呼吸功能支持

给予鼻导管或面罩吸氧，维持氧饱和度95%以上，必要时切开气管经气管内插管给氧。当出现急性呼吸窘迫综合征时，给予机械通气和大剂量、短程糖皮质激素。

3. 肾衰竭的支持

主要是在稳定血流动力学情况下，给予肾透析或持续肾替代疗法。

4. 肝功能的支持

给予保肝药物或人工肝治疗。

（五）并发症的处理

大多数急性胰周积液和急性坏死物积聚无需处理，可在发病数周内自行消失。无菌的假性囊肿和包裹性坏死大多可自行吸收，少数直径>6 cm 且有逐渐增大趋势或出现感染症状时，应给予微创引流。

（六）胆源性胰腺炎的胆道结石的处理

对有胆道下端梗阻或胆道感染的急性胰腺炎，应尽早取出结石，解除梗阻，畅通引流。一般在发病 48~72 h 以内进行内镜下的十二指肠乳头括约肌切开术并取出结石，同时给予鼻胆管引流。

（七）手术治疗

1. 手术适应证

①胆源性胰腺炎经内镜治疗未能成功解除梗阻；②腹腔间隔室综合征；③胰腺或胰周坏死组织继发感染形成脓肿；④继发肠穿孔、肠瘘。

2. 手术方式

根据相应的手术适应证，采用胆道切开引流附加坏死组织清除引流术、开腹减压术、坏死组织清除脓肿引流术、肠造瘘术进行治疗。

3. 胆囊切除术的时机选择

轻度急性胰腺炎患者治疗稳定后，可在住院时同期行胆囊切除术；对中、重度急性胰腺炎患者，在症状缓解、病情稳定、达出院标准后 2~4 周内行胆囊切除术。

参考文献

［1］ 陈文彬.诊断学［M］.6 版.北京:人民卫生出版社,2004.

［2］ 李奇林,蔡学全,宋于刚.全科急救学［M］.北京:军事医学科学出版社,2001.

［3］ 刘大为.实用重症医学［M］.北京:人民卫生出版社,2010.

［4］ 马中富,王瑞儒,宋祖军.急诊医学［M］.北京:军事医学科学出版社,2007.

［5］ 饶明俐,林世和.脑血管疾病［M］.北京:人民卫生出版社,2002.